U0213126

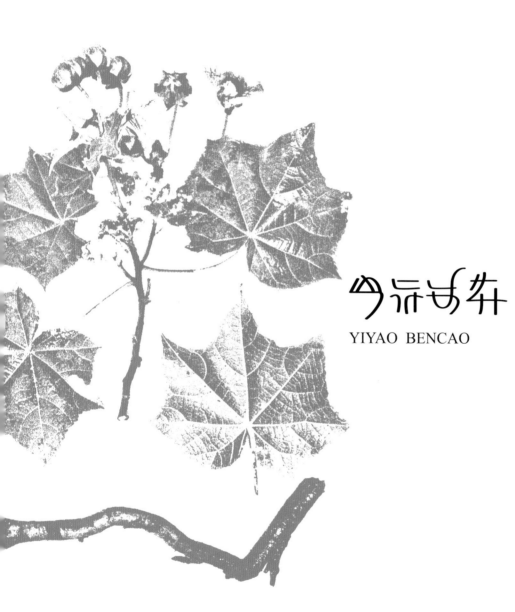

医药本草

YIYAO BENCAO

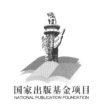

国家出版基金资助项目

彝药本草

上卷

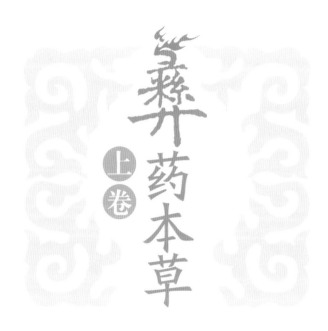

张之道　许嘉鹏　孙文洁　著

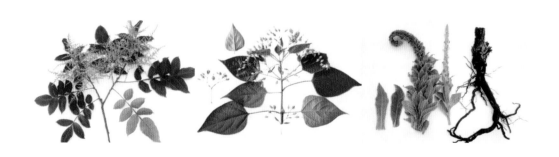

云南出版集团公司

云南科技出版社

·昆 明·

图书在版编目（CIP）数据

彝药本草. 上卷 / 张之道等著. —— 昆明：云南科
技出版社, 2018.7
ISBN 978-7-5587-1513-6

Ⅰ. ①彝… Ⅱ. ①张… Ⅲ. ①彝医—本草—汇编—中
国 Ⅳ. ①R281.47

中国版本图书馆CIP数据核字(2018)第172014号

彝药本草·上卷

张之道　许嘉鹏　孙文洁　著

责任编辑：李永丽　马　莹　叶佳林　屈雨婷
装帧设计：秦会仙
责任校对：张舒园
责任印制：蒋丽芬

书　　号：ISBN 978-7-5587-1513-6
印　　刷：昆明亮彩印务有限公司
开　　本：889mm×1194mm　1/16
印　　张：14.375
字　　数：400千字
版　　次：2018年12月第1版　　2018年12月第1次印刷
定　　价：198.00元

出版发行：云南出版集团公司　云南科技出版社
地　　址：昆明市环城西路609号
网　　址：http://www.ynkjph.com/
电　　话：0871-64190889

彝医、彝药是一代又一代彝族人民千百年积攒起来的传世之宝，是彝医药、卫生、养生的特色资源，是彝族灿烂文化的重要组成部分。彝家人大多体魄健壮，正是得益于彝医药，彝医药万万不能失传。由于彝族地区懂得彝文、传承彝医学的人越来越少，所以彝医药的发掘、整理、传承、创新，迫在眉睫，刻不容缓！

抢救、发掘、保护彝族传统医药，壮大发展彝族传统医药，关键的是必须将彝族传统医药发掘整理出来，促使彝医药适应新形势的传承与发展，使广大医药科技人员学习和借鉴彝医药，实实在在地为人类健康和治病救人做贡献。彝族民间虽有千百个祖传秘方，但可以并得到开发利用的却微乎其微；而彝药来源又较为广泛，容易滥用，粗放型利用良莠不齐，往往影响了彝药的良好医疗效果；口传身教的授徒方式使彝医药人才日渐稀少，这些都是影响制约彝医药发展的因素。

素有"彝州李时珍""云南草药大王"之称的张之道先生长时间生活、工作在彝族地区，长期受到彝族文化的熏陶，他清醒地认识到彝族医药这一瑰宝由于传承方式的原始性及彝族传统文化的逐渐淡化，正处于濒临失传的危险境地。彝族祖先千百年来在与大自然和疾病做斗争的过程中，积累、创造了彝医药这一民族瑰宝，如何继承、发掘、保护、研究、利用、创新彝医药成了他的人生目标。数十年来，他与彝山为伴、彝胞为友，废寝忘食、风餐露宿、孜孜不倦地潜心于彝族医药的研究。五十多年来，张之道先生曾多次翻越乌蒙山、哀牢山、爱尼山、白竹山、昙华山、五台山、百草岭、大青山、龙山等，他在彝族地区走过了20多万公里崎岖山路，采集了现存的600多种民族药标本。他先后研制的"香藤戒毒胶囊""彝心康胶囊""绿及咳喘颗粒""茯蚁神酿"等都被批准成为国家准字号彝药新药，应用于临床，造福民众。此外，张之道先生还精研彝医药现存典籍，不耻下问，请教、借鉴多位老彝医的医药经验，致力于彝医药理论、药物研发和临床研究，成果丰硕。为促进彝医药健康传承和发展，服务于广大人民群众，他还培养了一大批彝医药的学生晚辈，其中多人已经成为彝医药的专家、学者。新老彝医药团队悄然兴起，他们正在默默努力，让彝医药瑰宝在全国、在全世界发出璀璨的光芒。

《彝药本草（上、下卷）》是张之道先生数十年来刻苦研究、努力发掘、亲力采集、实用实效的彝族医药著作。该书精选了张之道先生数十年来所采集的3000多份彝药中最具代表性的近400种彝药汇编成书，是目前国内外最全面地、图文并茂地记载彝药的精品专著。该书最大的特点及精华在于详细介绍每种彝药的彝医用药经验、临床验证及彝药单方和验方。除此之外，其内容还包括原文献、科属分类、形态、性味、主治范围、有毒无毒、病例案例。

该书是目前彝医药的扛鼎之作，具有较高的原创性、创新性，在民族医药研究领域具有较高学术地位。该书科学价值、学术价值、实用价值、经济价值、出版价值及文化传承价值极高。

云南省彝医医院、云南省彝族医药研究所对《彝药本草（上、下卷）》中的彝药均进行过临床验证，现将《彝药本草（上、下卷）》公开出版，奉献给大家。该书的出版对抢救濒于失传危险的彝族传统医药，保护研究彝族传统医药，深入开发和利用彝药资源，应用彝药救死扶伤、养生养老，起到了极其重要的作用。

云南省卫生和计划生育委员会副主任

云南省中医药管理局局长

云南中医学院教授

博士生导师

【序二】

PREFACE

　　中华民族文化是在各民族优秀文化相互融合的基础上形成和发展起来的。彝族文化是中华民族文化的源头之一，彝医的"哎哺"学说及其"五行、八卦"理论，具有辩证唯物主义认识论的特征，是早期中医阴阳五行学说的理论雏形。在长期与自然、与疾病做斗争的过程中，彝族医药经历了数千年实践、认识、再实践、再认识的历史，积累了丰富的防病治病经验，是中国传统医药的重要组成部分。

　　彝族是我国人口较多的少数民族，跨越云南、贵州、四川、广西等省区。彝族先民曾经用彝文写下了内容广泛、篇目较多的古籍文献，其中不少是记载医药的。由于彝族历史悠久、文化灿烂，彝族的医药文化也被世人所瞩目。

　　《彝药本草（上、下卷）》是由当代彝族医药集大成者、被誉为"彝药王"的著名彝族医药专家张之道先生所编纂，该书凝聚了其毕生之心血和汗水。

　　张之道先生数十年来致力于彝医药理论、药物研发和临床研究，成果丰硕。他先后研制的"香藤戒毒胶囊""彝心康胶囊""绿及咳喘颗粒""茯蚁神酿"等都被批准成为国家准字号彝药新药，应用于临床，造福民众。

　　五十多年来，张之道先生曾二十余次翻越乌蒙山、三十余次跋涉哀牢山，数十次攀越滇西的爱尼山、白竹山、昙华山、五台山、百草岭，滇中的大青山、滇东北的龙山等彝族地区都留下了他的足迹。他走过了20多万公里崎岖山路，采集了现存的3000多份彝药标本。

　　《彝药本草（上、下卷）》一书是张之道先生数十年来对彝药发掘、整理研究的成果。书中详细介绍了最典型、最普遍、适用范围最广且疗效确切的近400种彝药。其最大的特点在于详细介绍每种彝药的彝医用药经验。除此之外，其内容包括原文献、科属分类、形态、性味功效、主治范围、彝医用药经验、彝药单方验方，偶含病例案例。

该书是目前国内最全面地、图文并茂地记载彝药的精品专著，对深入开发彝药资源，合理应用彝药资源，促进彝药开发都具有承上启下、左右参比的现实意义。该书的出版对抢救濒于失传的彝族传统医药、保护研究彝族传统医药、开发利用彝族医药起到了极其重要的作用。

该书是具有原创性、创新性的学术成果，具有较高科学价值、学术价值、实用价值、经济价值、出版价值及文化传承价值，在民族医药研究领域具有较高学术地位。

民族医药专家、国家中医药管理局重点学科带头人
云南学院民族医药学院
云南中医学院民族医药学院院长
云南省民族民间医药学会会长
云南省中医药民族医药博物馆馆长

彝族是西南少数民族中有语言、有文字，人口较多，分布较广的一个民族，彝族先民曾经用彝文写下了内容广泛、篇目较多的书籍，其中不少是记载医药的。由于彝族历史悠久，文化灿烂，彝医药也被世人所瞩目。例如"诸葛亮南征，将士于落马坡误食哑姑泉水，三百余人失声、喉痛，求于孟优。孟以苦良皮、黑霸蒿、青茶、紫茎菊熬水服食，而肿消毒平"，"雍正六年，通海人沈育柏精制锭子眼药问世"，"1914年曲焕章创制的彝药——云南白药上市"，等等。20世纪末期，用现代制药技术研发的排毒养颜胶囊、恒古骨伤愈合剂、散痛舒胶囊等130多种彝药，获得了国家职能部门批准生产的文号，上市后，销售势头看好。不难看出，彝医药在保障人类健康、促进民族团结、发展民族经济、弘扬民族文化方面是有其久远历史渊源的。

在党和国家的关怀下，民族医药得到了空前的发展，民族医药文献发掘整理工作成绩斐然，民族医药科学研究机构不断扩增，民族医药教育体系逐步健全，民族药物开发研制日渐规范，民族医药立法已进入程序。2005年，《国务院实施〈中华人民共和国民族区域自治法〉若干规定》中指出："各级人民政府应加大对民族医药事业的投入，保护、扶持和发展民族医药学。"国务院领导在2004年全国中医药工作会议上指出："民族医药在保障人民群众身体健康方面也发挥着重要作用，要认真做好发掘、整理、总结、提高工作，大力促进其发展。"明确了"在少数民族集中居住的农村和偏远山区、牧区，还要注意发挥民族医药的作用，要高度重视民族医药的发展"。所有这些，都是为了有效地保护和发展民族医药，使来自民族、庇护民族的卫生资源得以发扬光大，充分利用，以维护民族福祉，构建和谐社会。然而，如果我们理性地分析，就会发现，在贯彻落实这些法规和指示的过程中，不可避免地存在着差异，致使民族医药的发展不平衡。就彝医药而言，虽然有一批高水平的骨干，有一大批师承的从业人员，但是如何合理、合法地使用他们，培养他们，提高他们，还有待于认真地梳理和完善，以保障彝医药的振兴和发展。

药材是临证施方和彝药生产的原材料，直接决定着临证所施处方及彝药制剂的安全性、有效性。为此，对彝区药材的深入研究是保证处方和彝药制剂质量最基础的一项任务。《彝族本草（上、下卷）》正是从这一现实着手而编著的。它的出版，对于深入研究彝药资源、合理应用彝药资源、促进彝药开发等诸多方面，具有上下承接、左右参比的现实意义。

　　张之道先生较长时间生活、工作在彝族地区，长期受到彝族文化的熏陶。他的睿智使他意识到彝医、彝药是一代又一代彝族人民积攒起来的传世之宝，万万不能失传，他深知彝族家家人丁兴旺，个个体魄健壮，正是得益于彝族医药。同时他也注意到彝族地区懂彝文的人越来越少，彝医也在不断减少。他思考着，彝族祖先创造的这些传世之宝将如何继承？如何保护？如何发展？于是，他选定了学习、继承、发掘、整理提高彝族医药。数十年来，他与彝山为伴、彝胞为友，孜孜不倦地潜心于彝族医药的研究，付出的实在是太多太多了。当拜读《彝药本草（上、下卷）》的时候，我的脑海里浮现出了张之道先生的人生轨迹，使我十分敬佩。可喜的是，他的执着终于获得了丰硕的成果。

　　值此《彝族本草（上、下卷）》付印之际，抒此数言，权且为序！

周超凡

原全国政协委员

中国中医科学院专家委员会委员

中华人民共和国药典委员会委员、执行委员

国家药品监督管理局药品评审专家

国家中药保护品种审评委员会委员

　　《彝药本草（上、下卷）》是张之道老师近年来部分研究成果和实践经验的总结，也是张老师在彝药本草学方面的又一部专著。

　　借此机会，我想谈谈对几个问题的理解：彝医药是什么？彝医药的价值主要在哪里？如何更好地继承发扬彝医药？张老师成才的"秘诀"是什么？个人认为，回答了这几个问题，也就基本回答了彝医药继承发展的几个重要问题：为什么做？做什么？怎么做？

　　关于彝族文化和彝医药，已有许多论述。我的理解是，彝医药是彝族人民在适应自然及与疾病做斗争的过程中产生并逐步积累发展起来的，具有鲜明彝族历史文化特色的民族传统医药。她是中国传统医药的重要组成部分，是彝族文化中的璀璨明珠；她有自己独特的理论、丰富的实践和较系统的知识和技术；她和汉医药等民族传统医药同宗同源，各具特色。传统医药和民族医药的理论同样起源于对自然特别是对太阳运动的观测和记录，也即源于对自然现象的观察和总结。因此，传统医药中发病和病因理论大都和季节、居所、饮食等相联系，而在具体传承发展过程中，由于文化、地域等的差异，形成了各自的民族传统医药。彝医药也是如此，其知识和技能的积累漫长而曲折，但其理论却起源于彝族十月太阳历和彝族八卦，这两颗彝族文化明珠是彝族祖先对于自然现象观察思考总结的结果。正是在彝族十月历和彝族八卦的基础上，逐步形成了彝医"一元二气五行六路毒邪"理论体系和丰富的预防、保健、诊断、治疗、用药知识。

　　彝医药不仅对常见多发病有丰富的治疗实践经验，对于现代医学治疗效果不佳的一些疾病，彝医也有特殊的治疗办法。彝医认为：天知道的，人也知道；人知道的，天也知道；人间有一种病，世上就有一种相对的药，只有治不好的人，没有治不好的病。医疗价值是彝医药的基本价值，但其价值不只在医药和技术方面。正如习近平总书记所言，"中医药是打开中华文明宝库的钥匙"，彝医药则是打开彝族文化宝库的钥匙，甚至可能是打开彝语支系各民族文化宝库的钥匙。彝医药是彝族文化中最有活力的组成部分之一，传承彝医药，就是传承彝族文化的主根和灵魂，这是继承发展彝医药的文化价值所在。

经过多年努力，彝医药理论、知识、方法、技术、药物，乃至名词术语、著作、制剂、新药、健康产品等，都有了一批成果，已是基本完整的医学体系。但是，彝医学专业开设、彝医师资格开考等还在准备中。另一方面，还有很多散在民间的独特用药经验和诊疗技术没有得到充分发掘整理，要完成这些工作，还要付出很大的努力。这两个方面是我们今后努力的方向。令人欣慰的是，国家中医药管理局、云南省卫生和计划生育委员会以及楚雄州委、州政府十分重视彝医药的发展。特别是云南省中医药管理局、云南中医学院和楚雄州卫生和计划生育委员会，已经从彝医药学科建设、人才培养、机构建设、产业发展等方面开始全面布局发力。相信不久的将来，彝医药教材编写、全日制本专科教学、医师资格开考、医疗保健体系建设和产业都将有一个跨越式发展。

接下来，我想谈谈我对张老师成才"秘诀"的理解。

打开百度，输入"张之道"，有大约2000000个结果，大多数是关于张老师的报道，其中影响较大的几篇把张老师称为"云南草药大王""神农""彝州李时珍"等，这些称谓从一个侧面说明了张老师在彝医药特别是彝药领域的成就和贡献，也说明了社会对张老的尊敬和认可。但我更想探究的是，他为什么能够做到。我认为把这个问题弄清楚了，对于如何发展好彝医药，是大有好处的。张老师成功的"秘诀"，不同的人有不同理解，我理解的是八个字：热爱、坚守、付出、谦逊。

云南省中医药管理局局长郑进教授多次说过，每一种传统医药发展到一定的阶段，一定会出现几个集大成者，而张老师就是彝医药的集大成者。我赞同郑老师的这个观点。我认为，张老师能成为集大成者，首先在于张老师对于彝医药的热爱。热爱是最好的老师，如果说张老师刚开始学习彝医药是因为被错划为右派，因而"不为良相，便为良医"

的话，那他后来的人生历程表明，张老师在学习研究过程中深深热爱上了彝医药，否则张老师平反后是有机会恢复走"良相"道路的，更不用说离休后仍三十年如一日为发展彝医药而翻山越岭、奔走呼号、传道授业。第二是坚守。张老师从事彝医药工作六十年，有成功的喜悦，更有挫折的艰辛，同时要面对一些人的歧视和误解，还有一些喝过洋墨水"专家"的非难和质疑，没有坚定的信念，没有对彝医药效果和作用的绝对信心，没有对理想目标的不懈追求和坚守，他不可能坚持到现在，也难于有今天的成就。第三是付出。张老师平反之后可以选择走其他道路，但他坚持搞彝医药的研究和推广应用。离休以后，他凭离休工资就可以安享晚年，但他仍然坚持研究开发彝医药，一干又是三十年。在六十年的彝医药研究中，张老师基本都是默默耕耘，付出了一生的时间，牺牲了个人其他兴趣爱好，用自己的离休工资去支付助手的报酬，将历尽千辛万苦开发的新药献给国家，更不用说给很多患者免费开方治疗等。不计回报的付出，结出了丰硕成果，彝医药知名度大大提升，得到各方面越来越多的重视和支持。第四是谦逊。张老师不管面对什么人，都十分和蔼谦虚。正是从张老师的身上，我明白了水平越高的人越谦逊的道理。每次给我们讲课或谈话，他总是强调，要感谢党，感谢群众，成绩归功于党和人民。请他做的工作，他总是超额完成，而从来不提待遇。他淡泊名利，认为名利是一负担，作为医者，就是要认真读书做学问。他至今仍坚持每晚读书，并要助手和弟子们也如此。他的很多荣誉，比如"云南省荣誉名中医"是组织上直接评定，而不是他自己申报的，这样的例子很多。作为彝医药的继承者，我认为就是要像张老师等老专家一样，热爱、坚守、付出、谦逊，才能使彝医药不断完善、发展、壮大。

说了这么多，对于前面提出的几个问题，仍然不是完整的答案，权作一家之言，供同道们参考批评。

《彝药本草（上、下卷）》，是把临床常用、疗效较好的近400种彝药按名称、种源、功效主治和应用经验等图文并茂地进行介绍，供大家研究彝医药参考。

为了完成此书编著，张老师不顾耄耋高龄之躯，带领女儿和助手走遍云、贵、川彝区，访问民间彝医，采集彝药标本，拍摄图片，编辑整理，历时十余年才完成。在此向张老师和楚雄州卫生和计划生育委员会、老拨云堂彝医馆等所有为本书编著出版做出贡献、给予帮助的人致以最深的敬意和谢意!

学海无涯，光阴有限。疏漏不当之处在所难免，诚请各位同仁批评指正，以便再版时修订完善。

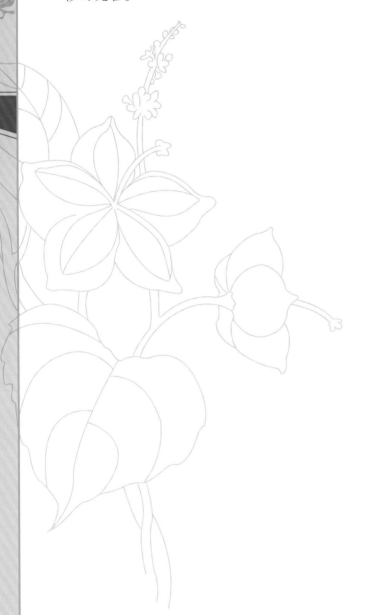

许嘉鹏

楚雄州中医医院院长

云南省彝医医院院长

云南中医学院硕士生导师

云南省彝族医药研究所主任医师

于杭州华家池

目录
CONTENTS

黑那七

彝药名： 黑那七

意　译： 叶子有八个角

汉药名： 八角莲

别　名： 一把伞、六角莲

主　　治： 肿瘤，无名肿毒。

用　　法： 药用全草，煨水服，水煎2小时后服用。

用　　量： 10~20克。

文献记载： 甘、微苦，凉。有小毒。清热解毒，活血散瘀。

文献来源： 全国中草药汇编（上册1996年版）16页。

原 植 物： 小檗科鬼臼属 *Dysosma pleiantha* (Hance) Woods. [*Podophyllum pleianthum* Hance]

识别特征： 多年生草本，高10~40厘米。茎直立，茎生叶常为2片，矩圆形或近圆形。花紫红色，柱头盾形。浆果近球形，黑色。

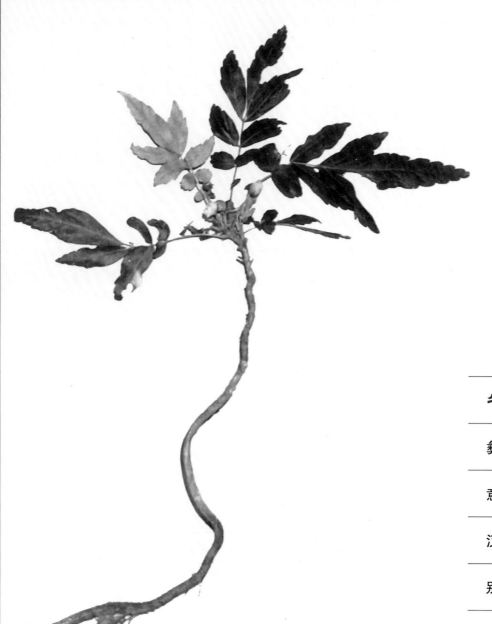

牛基拖（利鲁吐）

彝药名：牛基拖（利鲁吐）

意　译：根像皮条一样

汉药名：白花矮朵朵

别　名：山皮条、地黄连

【彝医应用经验】

主　　治：瘀血肿痛，风湿关节痛，神经痛。

用　　法：全草入药，煨水服。

用　　量：20~30克。

文献记载：微苦，平。有小毒。舒筋活血，消炎止痛。

文献来源：云南中草药选262页。

原 植 物：楝科地黄连属 *Munronia henryi* Harms

识别特征：直立矮小灌木，高20~30厘米。圆柱形长根，外皮黄褐色，切面白色。茎灰褐色。叶互生，奇数羽状复叶，椭圆形至长椭圆形。花白色，花序腋生，高脚碟状。

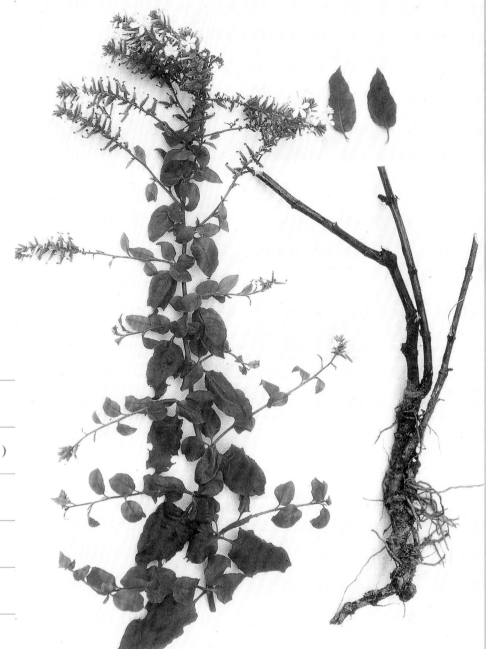

豁迪诺（郁蔬）

彝药名：豁迪诺（郁蔬）

意　译：一身疼的药

汉药名：白花丹

别　名：白花矮陀陀

主　治：类风湿性关节炎，跌打瘀血疼痛。

用　法：全草泡酒服。

用　量：20~30克，泡酒2000毫升，每天振摇2次，7天后服用，每次5~10毫升。

文献记载：辛，温。有毒。舒筋活络，消炎，止痛。

文献来源：玉溪中草药 220页。

原植物：白花丹科白花丹属 *Plumbago zeylanica* L.

识别特征：亚灌木状草本，高2~3米。多分枝，枝条常下弯。茎圆柱形，有纵棱，节上带红色，茎髓白色疏松。单叶互生，卵状披针形。花集成顶生的穗状花序，花冠白色或略带蓝色。蒴果膜质，盖裂。

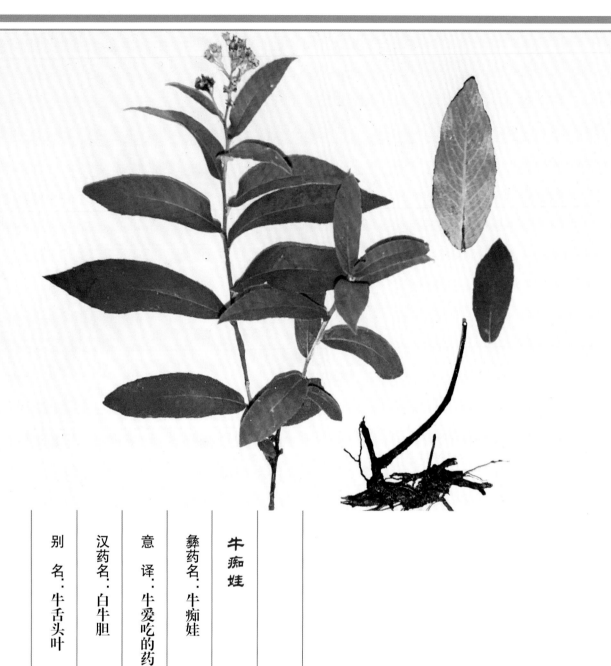

牛痴娃

彝药名：牛痴娃

意　译：牛爱吃的药

汉药名：白牛胆

别　名：牛舌头叶

【彝医应用经验】

主　治：慢性肝炎，胆囊炎，脾胃虚弱，风湿关节痛，牙痛。

用　法：全草入药，慢性肝炎、胆囊炎、脾胃虚弱用根炖鸡吃，风湿关节炎、牙痛用茎叶煨水服。

用　量：根50~100克，茎叶30~50克。

文献记载：辛、甘、微苦，温。止血，祛风消肿，定喘。

文献来源：云南中草药选 198页。

原 植 物：菊科旋覆花属 *Inula cappa* (Buch.–Ham.) DC.

识别特征：直立亚灌木，高0.6~1米，全体有棉毛。根状茎黑褐色，木质。茎直立，圆柱形。单叶互生，长圆形或长圆状披针形。头状花序密聚，花淡黄色，中央为管状花，外围为舌状花。瘦果有棱。

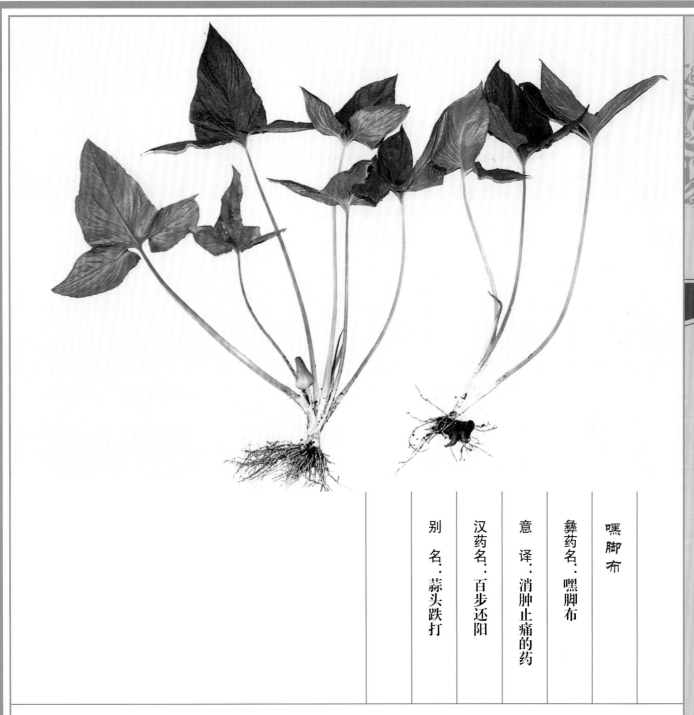

彝药名：嘿脚布

意　译：消肿止痛的药

汉药名：百步还阳

别　名：蒜头跌打

嘿脚布

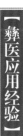
【彝医应用经验】

主　　治：跌打瘀血，关节扭伤。

用　　法：药用根，研末泡酒外搽。

用　　量：2~3克。

文献记载：辛、苦。麻醉镇痛，有小毒。

文献来源：云南天然药物（云南省药物研究所）。

原 植 物：天南星科犁头尖属 *Typhonium divaricatum* (L.) Decne.

识别特征：二年生草本，高20~30厘米。根状茎横生，纺锤形肉质。基生叶叶柄长约8~10厘
　　　　　米，叶片椭圆状三角倒心形。

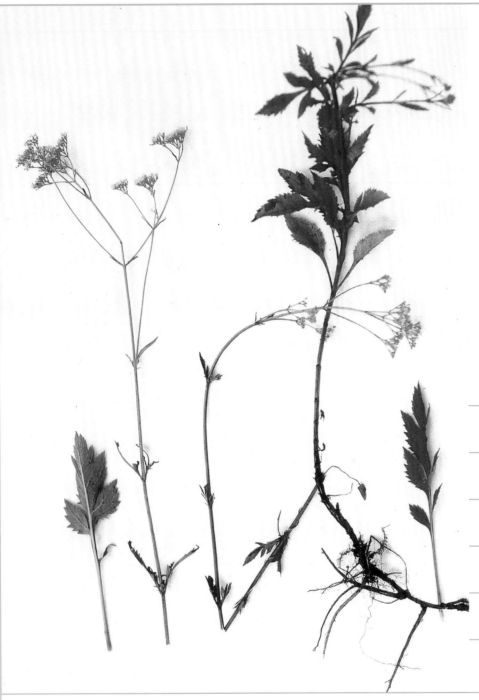

涩　拍（舍维隆）

彝药名：涩　拍（舍维隆）

意　译：撵毒的药

汉药名：败　酱

别　名：黄花败酱

【彝医应用经验】

主　　治：肝胆结石，慢性肝炎，胆囊炎。

用　　法：药用全草，切碎泡水当茶喝，连服3个月。

用　　量：20~30克。

文献记载：辛、苦，凉。清热利湿，解毒排脓，活血散瘀，平喘止咳。

文献来源：云南中草药选（续集）298页。

原 植 物：败酱科败酱属 *Patrinia scabiosaefolia* Fisch. ex Trev.

识别特征：多年生宿根草本，高1~2米。主根黄褐色。茎直立，节有倒毛。基生叶卵圆形至
　　　　　长圆状卵形。复伞房花序顶生，花黄色。

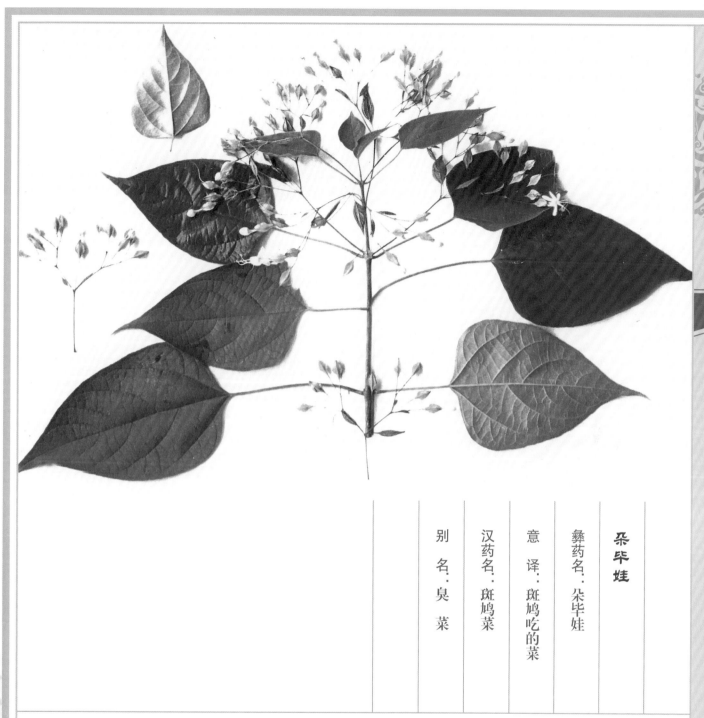

朵毕娃

彝药名：朵毕娃

意　译：斑鸠吃的菜

汉药名：斑鸠菜

别　名：臭　菜

【彝医应用经验】

主　　治：慢性肝炎，胆囊炎，脾胃不能运化，食积腹胀，消化不良。

用　　法：药用根、叶，慢性肝炎、胆囊炎用根煨水服，脾胃不能运化、食积腹胀、消化不良
　　　　　用叶煮鸡吃。

用　　量：叶50~100克，根20~50克。

文献记载：苦，寒。清热利湿，凉血解毒。

文献来源：全国中草药汇编（上册1996年版）58页。

原 植 物：马鞭草科大青属 *Clerodendrum cyrtophyllum* Turcz.

识别特征：小灌木，高1~3米，生于海拔2000米以下的山坡、路旁或栽培于房前屋后。幼枝被
　　　　　毛。叶对生，革质，长椭圆形，疏生锯齿。伞房状聚伞花序，生于枝顶或叶腋，花
　　　　　冠白色。果实球形，成熟时蓝紫色。

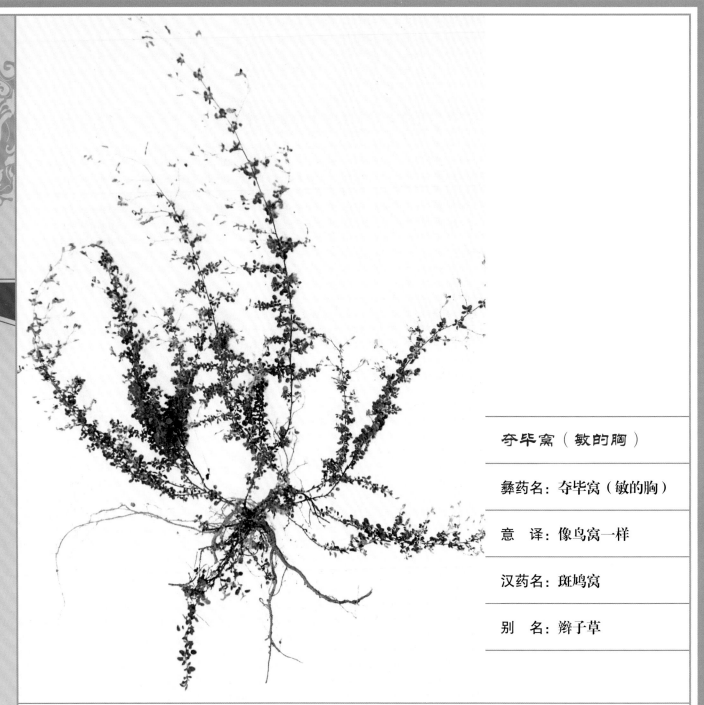

夺毕窝（敏的胸）

彝药名：夺毕窝（敏的胸）

意　译：像鸟窝一样

汉药名：斑鸠窝

别　名：辫子草

【彝医应用经验】

主　　治：妇女尿道炎，阴痒，阴道滴虫，白崩，皮肤风疹，牙龈肿痛，眼结膜炎。
用　　法：全草入药，煨水内服、外洗。
用　　量：30~50克。
文献记载：涩，平。凉血，消炎，利尿，解毒，通经。
文献来源：云南中草药选 662页。
原 植 物：豆科蚂蝗属 *Desmodium microphyllum* (Thunb.) DC.
识别特征：多年生草本，多平卧于地面。木质根细长，具韧性，多分枝。茎匍匐，木质，黄
　　　　　褐色。叶小。粉白色小花，顶生总状花序。荚果小。

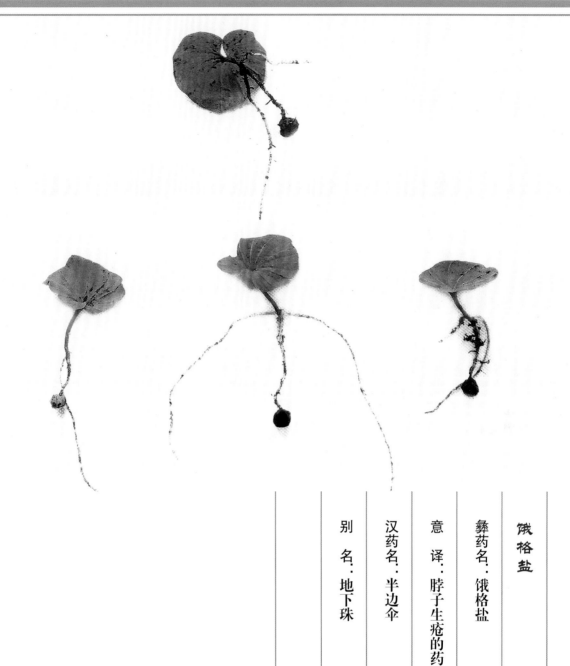

饿格盐

彝药名：饿格盐

意　　译：脖子生疮的药

汉药名：半边伞

别　名：地下珠

【彝医应用经验】

主　　治：肿瘤，淋巴结核，颈淋巴结炎。

用　　法：全草入药，卵巢瘤、子宫肌瘤、睾丸炎研末对水服，淋巴结核、颈淋巴结炎煨水服。

用　　量：生粉2~3克，每天早晚各服1次，煨服20~30克。

文献记载：苦、甘，平。散瘀消肿、镇静止痛。

文献来源：思茅中草药选304页。

原　植　物：兰科芋兰属 *Nervilia fordii* (Hance) Schltr.

识别特征：一年生小草本，高约10~15厘米，生于箐边、密林阴湿处。块茎球形，白色。地面仅有卵圆形叶1片。

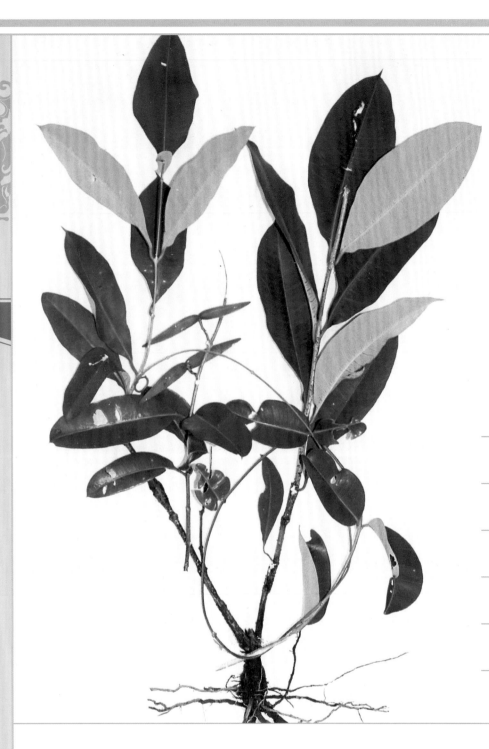

西诺飞（阿齐那）

彝药名：西诺飞（阿齐那）

意　译：通经止痛药

汉药名：半架牛

别　名：白浆藤、小掰角

【彝医应用经验】

主　治：难产，产后胞衣不下，关节疼痛，肌肉肿痛，皮肤疮疡，皮肤瘙痒。

用　法：全草入药，难产、产后胞衣不下、关节疼痛、肌肉肿痛用根煨水服，皮肤疮疡、皮肤瘙痒用茎、叶煎水外洗。

用　量：内服用根5~10克，外洗用茎、叶100~200克。

文献记载：根：淡，平。有大毒。消肿镇痛，舒筋活络。

文献来源：云南中草药选（续集）178页。

原　植　物：萝藦科白叶藤属 *Cryptolepis buchananii* Roem. et Schult.

识别特征：常绿藤本，长5~10米，具白色乳汁。茎藤棕褐色。单叶对生，椭圆形至长椭圆形。聚伞花序腋生，花黄白色，花冠短钟状。蓇葖果圆柱状。

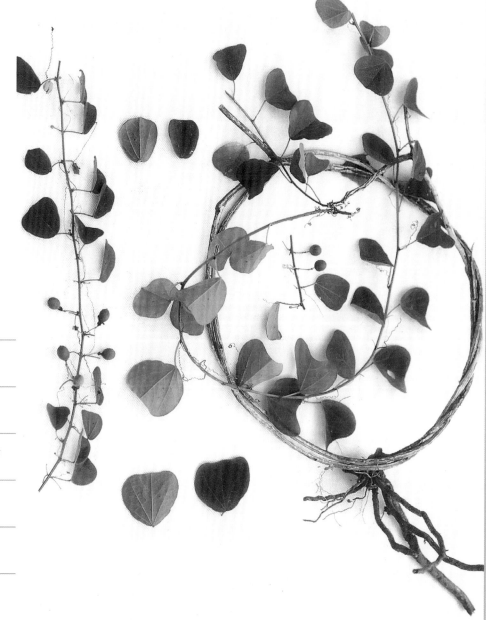

黑布拾

彝药名：黑布拾

意　译：肚子有死血的药

汉药名：半截叶

别　名：锅铲叶

【彝医应用经验】

主　　治：肠胃溃疡，瘀血作痛。

用　　法：药用根，煎水服。

用　　量：20~30克。

文献记载：微苦，温。燥湿，止血，消炎，生肌。

文献来源：云南中草药选 232页。

原 植 物：西番莲科西番莲属 *Passiflora wilsonii* Hemsl.

识别特征：多年生攀援落叶木质藤本，长2~4米。单叶互生，形似锅铲，有腋生卷须。总状花序常腋生，花绿白色。果球形，肉质，浆果状。

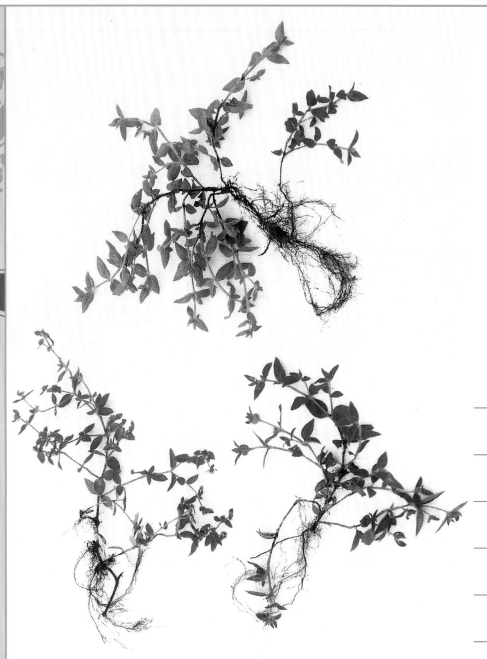

色　柏

彝药名：色　柏

意　译：牙齿松动的药

汉药名：被单草

别　名：抽筋草

【彝医应用经验】

主　　治：肾虚齿根松动，牙龈萎缩，跌打筋骨损伤。

用　　法：肾虚齿根松动、牙龈萎缩用鲜品煮熟当菜吃，筋骨损伤鲜品捣烂外包。

用　　量：内服100~150克，外包适量。

文献记载：甘淡，平。清热，舒筋。

文献来源：云南中草药 815页。

原 植 物：石竹科鹅肠菜属 *Myosoton aquaticum* (L.) Moench

识别特征：匍匐草本，长约50厘米，生于田边地角，全体被柔毛。茎圆柱形，中空有髓心。单叶对生。

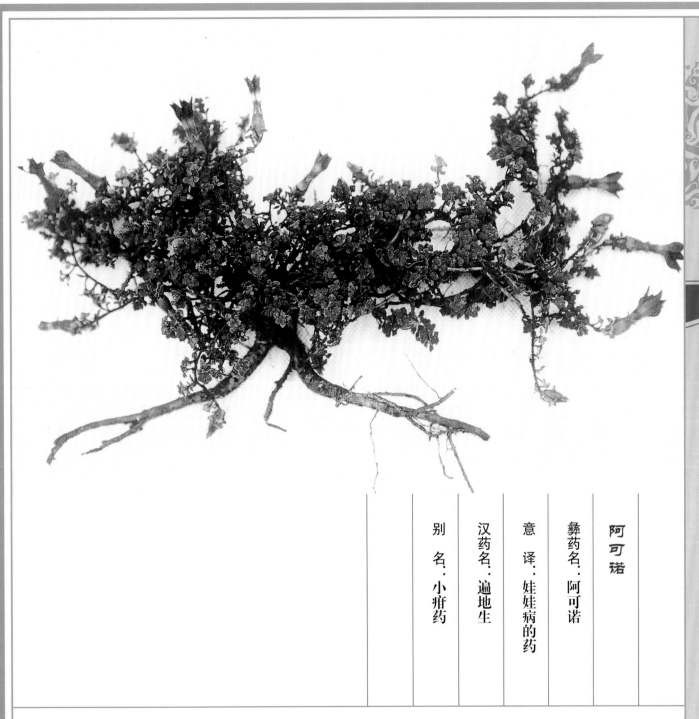

阿可诺

彝药名：阿可诺

意　译：娃娃病的药

汉药名：遍地生

别　名：小疳药

【彝医应用经验】

主　　治：脾胃虚弱，食积不化，腹痛，腹泻。

用　　法：全草入药，脾胃虚弱研末蒸鸡肝吃，食积不化、腹痛、腹泻煨水服。

用　　量：蒸鸡肝3~5克，煨服20~30克。

文献记载：苦、涩，寒。日久水泻、久痢赤、白。

文献来源：滇南本草（第一卷）146页。

原 植 物：藤黄科金丝桃属 *Hypericum elodeoides* Choisy

识别特征：一年生草本，高20~30厘米。根茎短而横走，有棕黄色纤维状须根。茎直立或蔓状，细圆柱形。叶对生，叶片卵形或椭圆形。聚伞花序顶生。蒴果近圆锥形，熟时开裂。

13

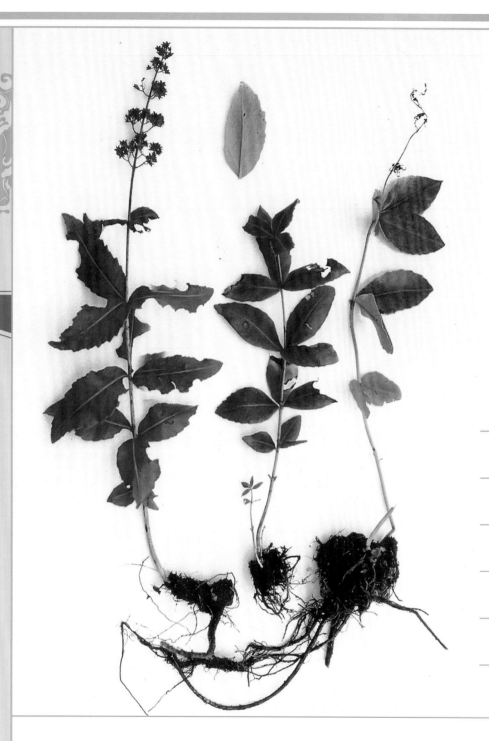

涩补足

彝药名：涩补足

意　译：补气活血药

汉药名：蚕豆七

别　名：豆叶七

主　治：肠胃溃疡，消化道慢性炎症。

用　法：全草研末兑水服。

用　量：2~3克，每天2次。

文献记载：香，涩、微苦，凉。消炎消肿，接筋骨。

文献来源：云南中草药 392页。

原植物：景天科红景天属 *Rhodiola yunnanensis* (Franch.) S.H.Fu

识别特征：多年生草本，高20~50厘米，生于高山疏林或草地。主根肉质，圆柱形。茎直
　　　　　立，圆柱状。三叶轮生，椭圆形。聚伞花序，顶生，花淡绿色。

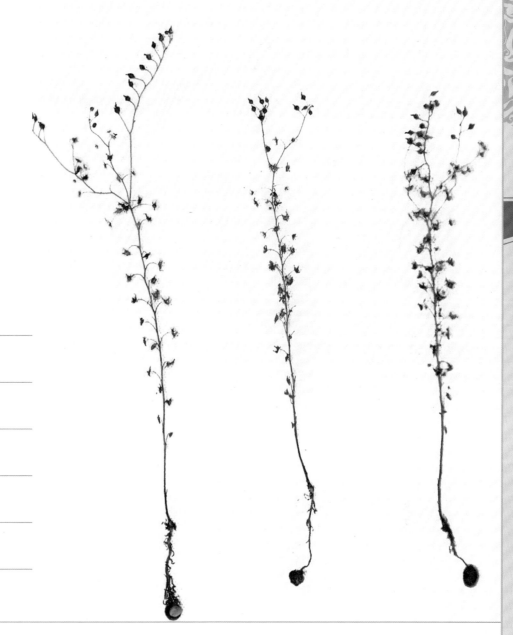

格若哟

彝药名：格若哟

意　译：果果作包药

汉药名：苍蝇网

别　名：地珍珠

主　　治：小儿疳积，头痛，关节痛。
用　　法：全草研末，鸡蛋清调敷，小儿疳积敷两足心，头痛敷两太阳穴，关节痛敷痛点。
用　　量：0.5~1克。
文献记载：涩，温。小毒。祛风利湿，拔脓生肌，消食，截疟。
文献来源：云南中草药选（续集）194页。
原 植 物：茅膏菜科茅膏菜属 *Drosera peltata* Smith var. *lunata* (Buch. –Ham.) C.B.Clarke
识别特征：多年生小草本，高10~25厘米。根茎小，圆球状，外皮黄褐色，内皮白色。腺状叶互生，半圆形。白色小花，总状花序。蒴果。

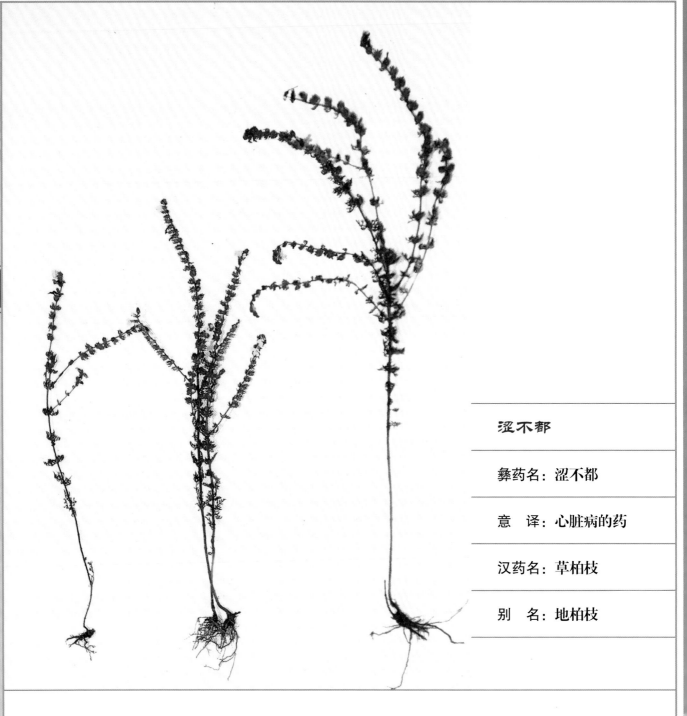

涩不都

彝药名： 涩不都

意　译： 心脏病的药

汉药名： 草柏枝

别　名： 地柏枝

【彝医应用经验】

主　　治：心慌心悸，心律失常，失眠多梦，头目眩晕，高血压。

用　　法：全草煨红糖水服。

用　　量：30~50克。

文献记载：辛、苦，平。安心养神，止血。

文献来源：中药大辞典（下册1977年版）1585页。

原 植 物：玄参科松蒿属 *Phtheirospermum tenuisectum* Bur. et Franch.

识别特征：多年生矮小草本，高10~20厘米。根茎短，直立或斜生，细而弯曲。茎直立，不分枝，密被短毛。2~3回羽状复叶对生，叶片轮廓为卵形。花冠黄色。

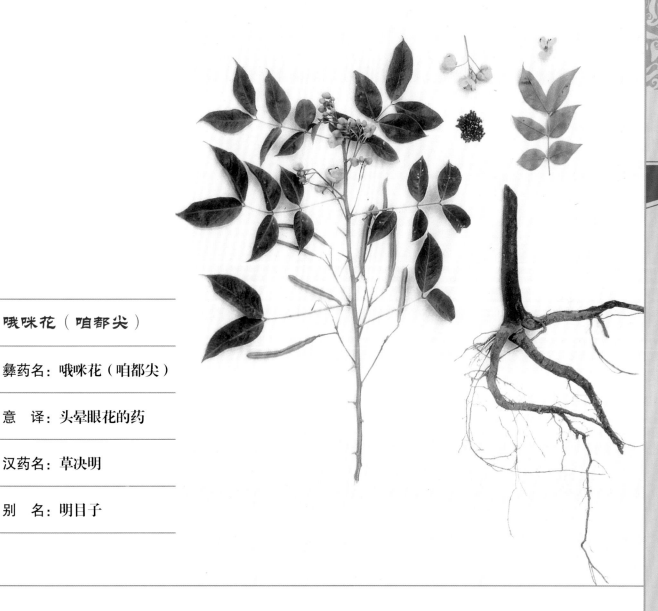

哦咪花（咱都尖）

彝药名：哦咪花（咱都尖）

意　译：头晕眼花的药

汉药名：草决明

别　名：明目子

【彝医应用经验】

主　　治：头目眩晕，皮肤瘙痒，疮疡肿毒。
用　　法：头目眩晕用籽研末蒸鸡蛋吃，皮肤瘙痒、疮疡肿毒全草煨水服。
用　　量：蒸鸡蛋2~3克，煨服20~30克。
文献记载：苦，凉。清肝明目，通便利尿。
文献来源：文山中草药 406页。
原 植 物：豆科决明属 *Cassia tora* L.
识别特征：多年生草本。茎直立，高0.5~1米，上部多分枝，被短柔毛。叶互生，为偶数羽状复叶，倒卵形，叶轴上两小叶间有腺体。花黄色。荚果线形而弯。

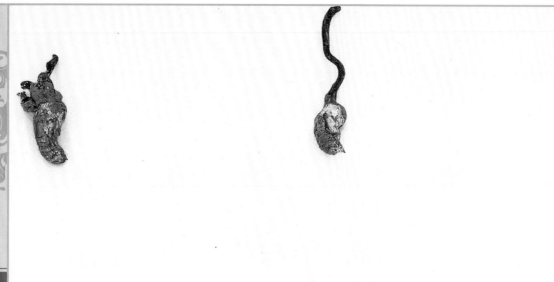

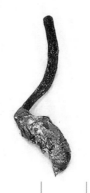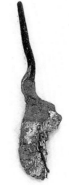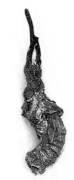

泥布拾

彝药名：泥布拾

意　译：眼睛花的药

汉药名：蝉　花

别　名：黄虫草

【彝医应用经验】

主　　治：近视眼，老花眼，喑哑。

用　　法：全草入药，近视眼、老花眼蒸羊肝吃，喑哑泡水喝。

用　　量：3~5个（捣碎）。

文献记载：甘，寒。无毒。能解痉，散风热，退翳障、透疹。

文献来源：云南中草药选（续集）514页。

原 植 物：线虫草科线虫草属 *Ophiocordyceps sobolifera* (Hill ex Watson) G. H. Sang, J. M. Sung, Hywel-Jones et Spatafora

识别特征：真菌植物。子座棍棒状或鹿角状，2~3数分叉或单生于寄生主头部前端，成熟后呈紫褐色或黄褐色。子囊壳腔长卵形，子囊圆柱形。

彝药本草

上卷

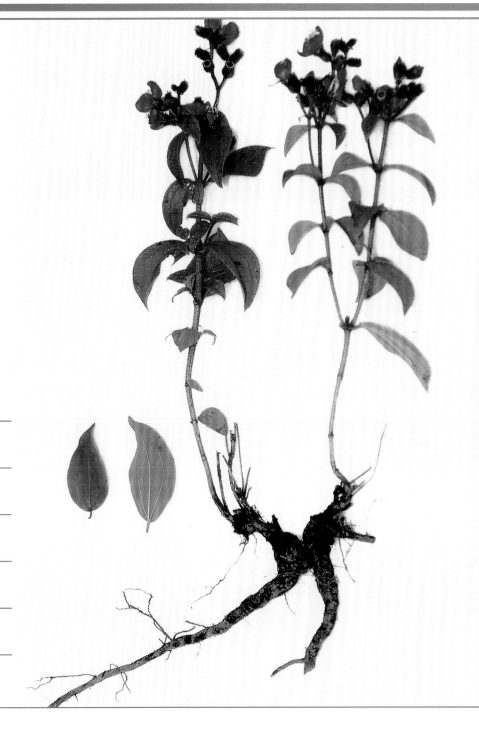

嘿布西锅

彝药名：嘿布西锅

意　译：止拉肚子的药

汉药名：朝天罐

别　名：小腌菜罐

主　　治：腹痛，腹泻，红白痢疾。
用　　法：药用根、果，煨水服。
用　　量：20~30克。
文献记载：苦，微寒。清热解毒，祛风除湿。
文献来源：云南中草药 778页。
原 植 物：野牡丹科金锦香属 *Osbeckia crinita* Benth. ex C. B. Clarke
识别特征：亚灌木状草本，高40~60厘米。根茎块状，木质。单叶对生，叶片卵圆形或长卵
　　　　　形。花紫红色。果呈罐状。

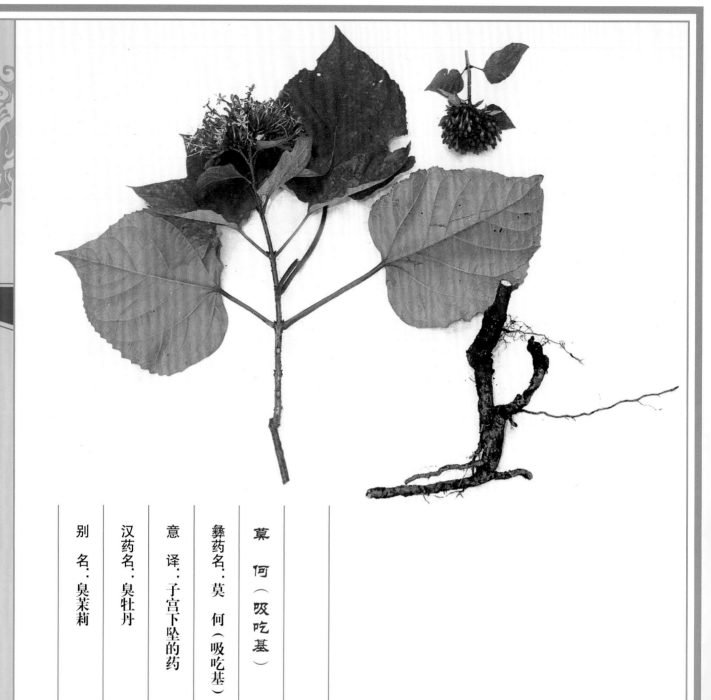

别　名：臭茉莉

汉药名：臭牡丹

意　译：子宫下坠的药

彝药名：莫　何（吸吃基）

莫　何（吸吃基）

【彝医应用经验】

主　　治：子宫脱坠，疝气偏坠，气虚头晕，心悸失眠。
用　　法：药用根、果，炖鸡吃。
用　　量：30~50克。
文献记载：辛，温。祛风活血，消肿。
文献来源：云南中草药选 470 页。
原 植 物：马鞭草科大青属 *Clerodendrum yunnanense* Hu ex Hand.–Mazz.
识别特征：落叶灌木，高 1~2 米。小枝密被黄锈色柔毛。单叶对生，具臭味，广卵形。花白
　　　　　色至粉红色，顶生头状聚伞花序。聚合果球形，黑色。

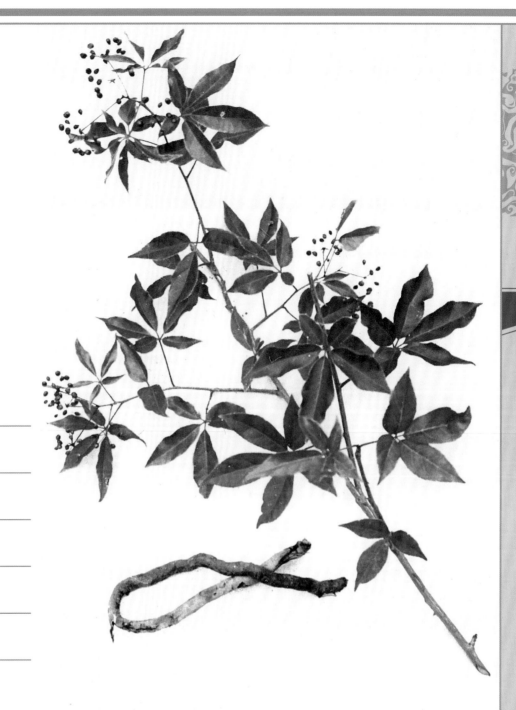

哦补七

彝药名：哦补七

意　译：有刺的补药

汉药名：刺五加

别　名：五加皮

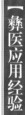【彝医应用经验】

主　　治：小儿行迟，近视眼，瘫痪。

用　　法：药用茎皮及嫩枝，研末兑水服。

用　　量：2~3克，每天2次，小儿酌减。

文献记载：辛、苦，凉。清热解毒，祛风除湿，强筋壮骨。

文献来源：云南中草药 468页。

原 植 物：五加科五加属 *Acanthopanax gracilistylus* W. W. Smith

识别特征：攀援藤状灌木，高3~4米。小枝略攀援状，有白色皮孔，茎、枝、叶柄及叶主脉两面均有小钩刺。叶互生，指状五出复叶。花小，白色，多数。核果浆果状，黑色。

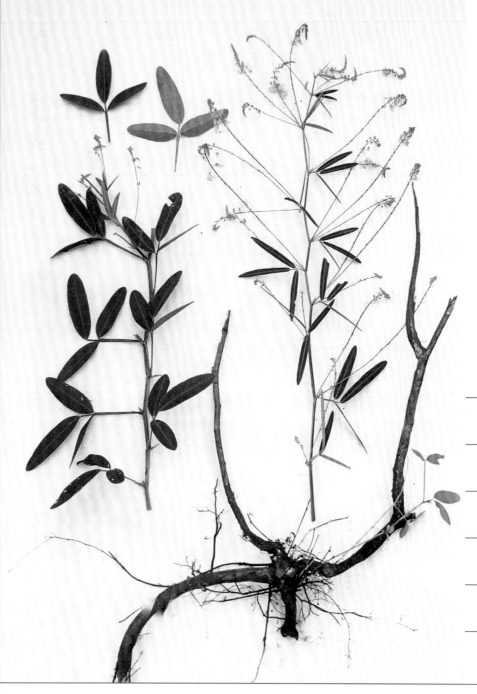

风漏争（松漏争）

彝药名：风漏争（松漏争）

意　译：驱风发表的药

汉药名：大发表

别　名：土　霸

【彝医应用经验】

主　治：外感寒热，肾炎水肿，泌尿系结石，前列腺炎。

用　法：全草煨水服。

用　量：30~50克。

文献记载：涩、微甘，平。活血，止血，解热，利湿。

文献来源：云南中草药选（续集）388页。

原植物：豆科芫子梢属 *Campylotropis trigonoclada* (Franch.) Schindl.

识别特征：亚灌木状草本，高60~120厘米，生于山坡疏林下或荒地草丛中。枝为明显的三棱状。三出复叶互生，具长柄，小叶长椭圆形或卵圆形。圆锥花序，顶生或腋生，花黄色。荚果斜椭圆形。

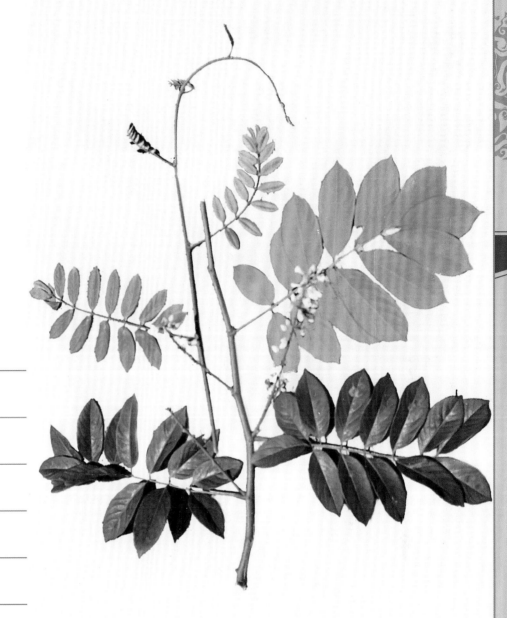

该都诺

彝药名：该都诺

意　译：发汗解毒药

汉药名：大发汗

别　名：白花藤、大毛豆

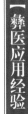

主　　治：寒湿，瘀血凝滞经络，关节疼痛，四肢麻木，跌打劳伤。

用　　法：药用茎藤，煨水服或泡酒服。

用　　量：煨服1~2克，开水煨4小时后服用，每次服药汤50~100毫升，每天早晚各服1次；泡酒用茎藤3克切薄片泡酒1000毫升，每天振摇2次，3天后服用，每天早晚各服1次，每次10~20毫升。

文献记载：苦、辛，热。有毒。发汗解表，祛风除湿。

文献来源：全国中草药汇编（上册1996年版）56页。

原　植　物：豆科崖豆藤属 *Millettia bonatiana* Pamp.

识别特征：攀援木质大藤本，长10~15米，全株被短柔毛。单数羽状复叶互生，小叶，卵圆形或矩状椭圆形。蝶形花冠淡紫白色，总状花序腋生。荚果条形。

附　　注：本品有毒，服用切勿过量，药渣不可内服。

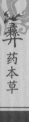
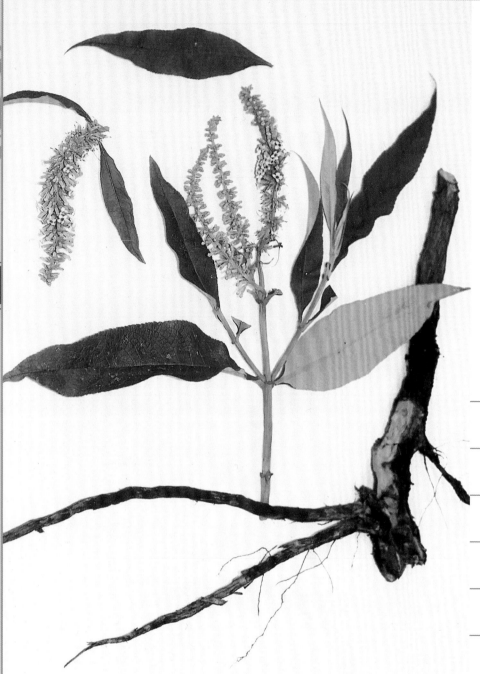

阿丫泥亚

彝药名：阿丫泥亚

意　译：怀娃娃挣着的药

汉药名：大翻白叶

别　名：醉鱼草

【彝医应用经验】

主　　治：胎动不安，先兆流产，崩漏下血。

用　　法：药用根，煨水服，先兆流产除内服汤药外，再用鲜叶适量捣烂醋炒，外包小腹部。

用　　量：煨服20~30克，外包适量。

文献记载：微辛、苦，温。有毒。祛风除湿，止咳化痰，散瘀，杀虫。

文献来源：全国中草药汇编（上册1996年版）942页。

原 植 物：马钱科醉鱼草属 *Buddleja lindleyana* Fortune

识别特征：直立灌木，高1~2米。单叶对生，卵圆形或卵圆披针形。花萼管状，紫色，轮伞花序集成顶生直立或稍下垂的长穗状花。蒴果长圆形，种子细小，褐色。

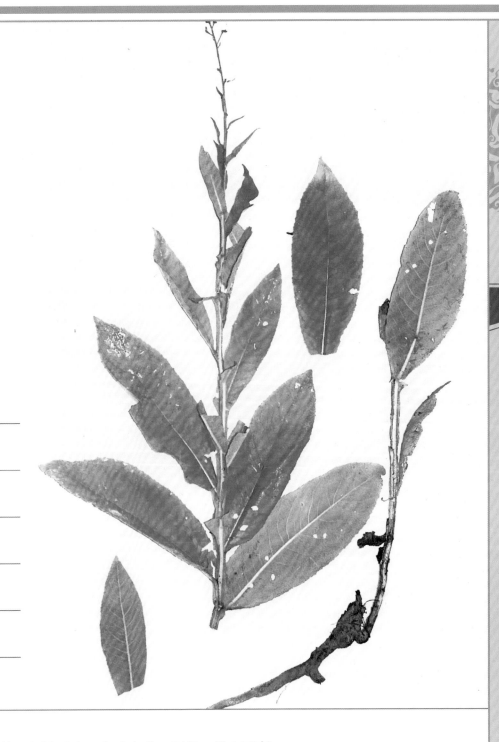

哑奶七

彝药名：哑奶七

意　译：黑洋参

汉药名：大黑药

别　名：大黑根

【彝医应用经验】

主　　治：气血虚弱，心悸耳鸣，产后血虚，闭经，男女不育。
用　　法：药用根，炖鸡吃。
用　　量：50~100克。
文献记载：淡、微苦，微温。补气，提神，定痛，舒筋活血，补血。
文献来源：云南中草药选（续集）40页。
原 植 物：菊科旋覆花属 *Inula pterocaula* Franch.
识别特征：多年生草本，高60~120厘米，植株密被淡黄色柔毛。根半木质，粗壮，黑黄色。茎直立，具条纹。单叶互生，长椭圆形。头状花组成的圆锥花序顶生，花黄色。瘦果。

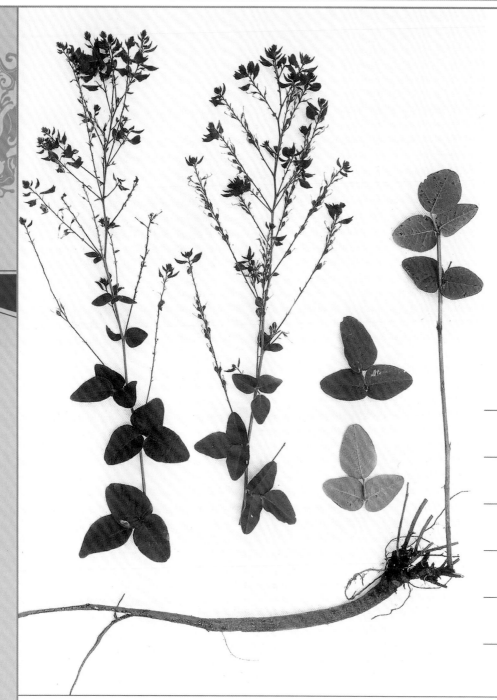

色 哟

彝药名：色 哟

意 译：生肌止血药

汉药名：大红袍

别 名：铁锈根、山皮条

【彝医应用经验】

主　　治：肠胃溃疡，妇科炎症。

用　　法：药用根，研末兑水服。

用　　量：2~3克，每天早晚各服1次。

文献记载：涩，凉。活血调经，止血，消炎，止痛。

文献来源：云南中草药选64页。

原 植 物：豆科芨子梢属 *Campylotropis hirtella* (Franch.) Schindl.

识别特征：直立亚灌木，高可达1米左右，多生于疏林灌木丛中，全株密生粗柔毛。木质根长圆锥形，外皮铁锈色，少分枝。叶互生，革质，三出复叶，小叶片卵状椭圆形，托叶线状披针形。圆锥花序，顶生或腋生，蝶形花，紫红或蓝紫色。荚果。

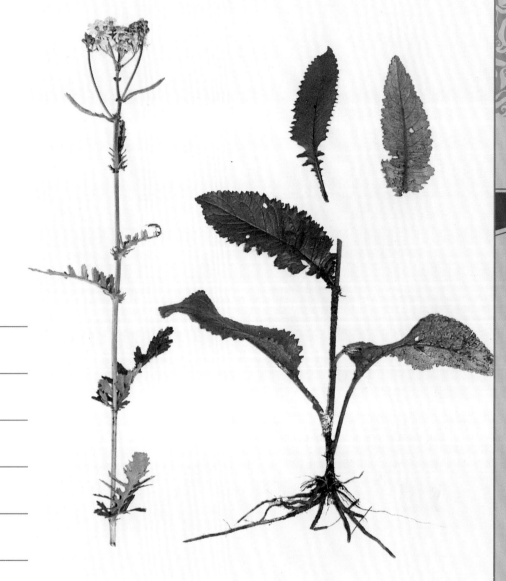

机可起

彝药名：机可起

意　译：治冬天咳嗽的药

汉药名：大黄花

别　名：大鼠曲草

【彝医应用经验】

主　　治：外感咳嗽，气管炎咳嗽。

用　　法：全草入药，水煮当菜吃。

用　　量：50~100克。

文献记载：甘、微苦、辛，平。化痰止咳，清热利湿，活血降压。

文献来源：红河中草药（第二册）459页。

原 植 物：菊科鼠麴草属 *Gnaphalium affine* D. Don.

识别特征：多年生宿根草本，高50~80厘米。须根肉质、肥厚。叶丛生，多数，宽披针形至长卵形，基部楔形，边缘呈不整齐羽状浅裂。花黄色，头状花序顶生，排列成伞房花序状。瘦果圆柱形，有棱。

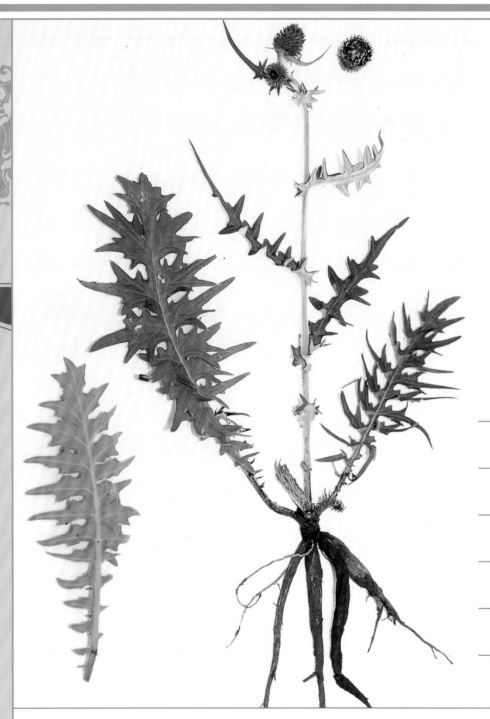

阿处绕补起

彝药名：阿处绕补起

意　译：有刺的凉补药

汉药名：大　蓟

别　名：牛口刺

【彝医应用经验】

主　　治：肺结核，慢性肝炎，妇女干瘦病。

用　　法：根入药，炖鸡吃。

用　　量：50~100克。

文献记载：苦，凉。凉血，止血，散瘀，消肿。

文献来源：云南中草药选 82页。

原 植 物：菊科蓟属 *Cirsium chlorolepis* Petrak ex Hand.–Mazz.

识别特征：多年生宿根草本，高0.5~1米，全体多针刺。根多条，圆柱形，肉质，肥大。茎粗壮，直立，多分枝。基生叶轮廓长形。花紫红色，头状花序顶生。瘦果长圆形。

丫 椰

彝药名：丫 椰

意　译：有毒的好药

汉药名：大将军

别　名：野 烟

【彝医应用经验】

主　　治：颈淋巴结核，无名肿毒，痈疽恶疮。

用　　法：全草入药，煨水服，水煮12小时后服用。

用　　量：5~10克，每次服药汤20~50毫升，每天早晚各服1次。

文献记载：麻、辛，凉。有毒。消炎，止痛，解毒，祛风，杀虫。

文献来源：云南中草药选68页。

原 植 物：桔梗科半边莲属 Lobelia clavata E. Wimm.

识别特征：多年生草本，高达1米。根粗壮，多分枝。叶互生，无柄，基部密集，长披针形。顶生总状花序，花白色略带红晕，花冠二唇形。蒴果顶裂为二果瓣。

附　　注：本品有毒，药用切勿过量，药渣不可内服。

29

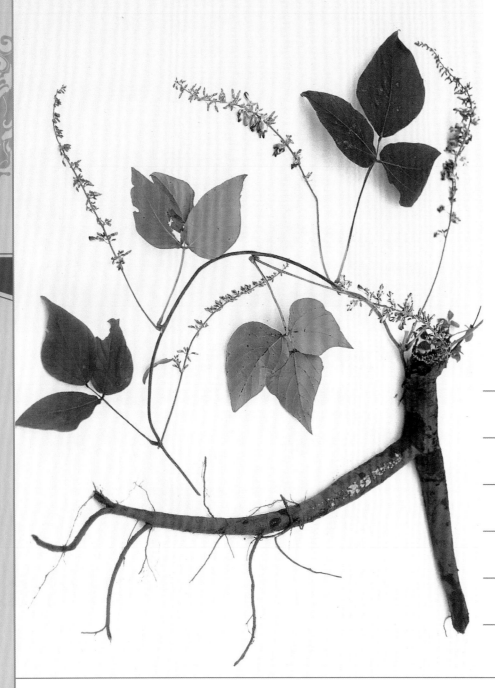

诺筛逼

彝药名：诺筛逼

意　译：野黄豆根

汉药名：大麻药

别　名：麻里麻

【彝医应用经验】

主　　治：风湿疼痛，外伤骨折疼痛。

用　　法：药用根，瓦罐泡酒服。

用　　量：30~50克，泡酒1000毫升，每天振摇2次，3天后服用，每次服10~20毫升，每天早
晚各1次。

文献记载：辛麻，温。有毒。镇痛，消肿，止血。

文献来源：中药大辞典（上册1977年版）133页。

原 植 物：豆科镰扁豆属 *Dolichos trilobus* L.

识别特征：多年生蔓生草质藤本，长1~2米。根圆柱状纺锤形，褐色。三出小叶，卵圆形。荚
果略扁平。

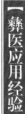

扎配诺

彝药名：扎配诺

意　译：消食发表药

汉药名：大叶蓼

别　名：马蓼草

【彝医应用经验】

主　　治：食积腹痛，消化不良，外感风寒，胃寒腹痛，食积不化，腹痛泄泻。

用　　法：全草入药，煨水服。

用　　量：20~30克。

文献记载：辛，温。止泻止痢，利湿消肿。

文献来源：云南中草药选 644 页。

原 植 物：蓼科蓼属 *Polygonum hydropiper* L.

识别特征：一年生草本，高0.5~1米。分枝或不分枝，节膨大，茎红色或青绿色。叶互生，披针形至椭圆形。顶生或腋生穗状花序，花粉红色。瘦果三角形，黑褐色。

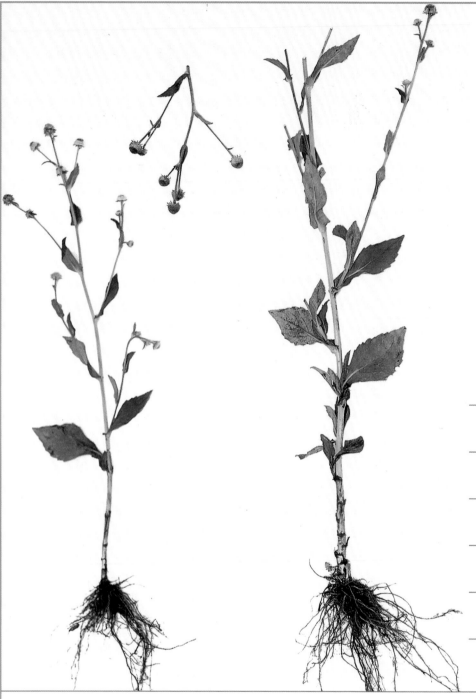

诺配达

彝药名：诺配达

意　译：治淋巴结的药

汉药名：大鱼眼草

别　名：油头菜

【彝医应用经验】

主　　治：急、慢性淋巴结炎，皮下脂肪瘤。

用　　法：全草煨水服。

用　　量：50~100克。

文献记载：微辛，凉。消炎，止痛。

文献来源：玉溪中草药 54页。

原 植 物：菊科粘冠草属 *Myriactis nepalensis* Less.

识别特征：一年生直立草本，高20~40厘米。茎直立，多分枝。叶互生，下部卵圆形，上部披针形。花黄白色，头状花序排列成圆锥状，顶生或腋生。瘦果小，扁圆形。

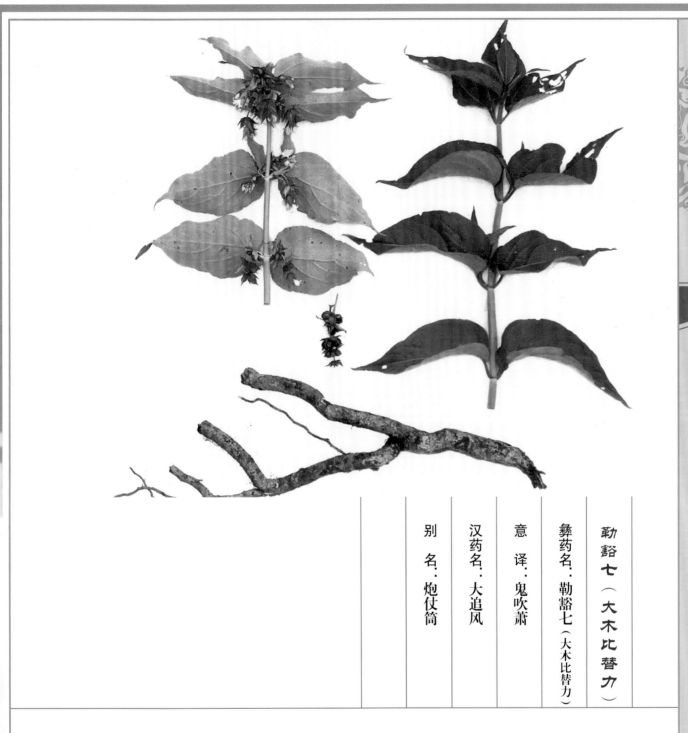

勒豁七（大木比替力）

彝药名：勒豁七（大木比替力）

意　译：鬼吹萧

汉药名：大追风

别　名：炮仗筒

【彝医应用经验】

主　治：外感寒热，头痛身痛，类风湿关节肿痛，无名肿毒，皮肤瘙痒，皮肤溃疡。

用　法：全草入药，外感寒热、头痛身痛、类风湿关节肿痛、无名肿毒、皮肤瘙痒煨水服，
　　　　皮肤溃疡、开放性骨折煎水外洗。

用　量：煨服30~50克，外洗50~100克。

文献记载：苦，凉。破血，祛风，平喘。

文献来源：云南中草药选476页。

原 植 物：忍冬科鬼吹箫属 *Leycesteria formosa* Wall.

识别特征：落叶灌木，高约2米。茎中空有节，具数条纵棱，绿色。单叶对生，卵圆状披针形。
　　　　　花下垂，轮生，具叶状苞片的穗状花序，紫红色，花冠漏斗状。浆果球形。

33

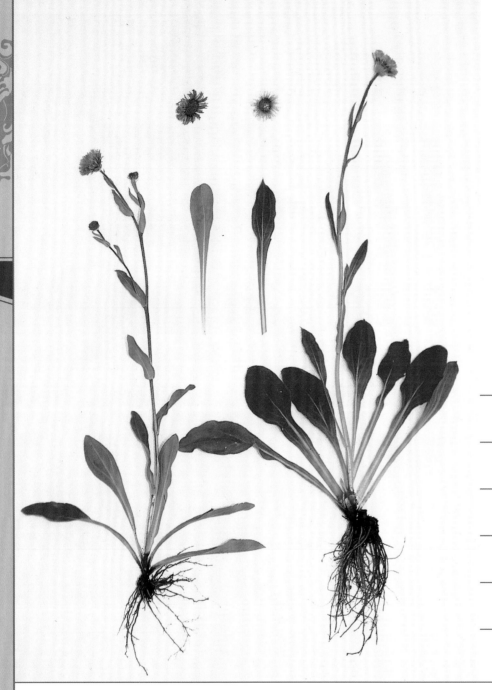

改都诺起

彝药名：改都诺起

意　译：发表通经药

汉药名：灯盏花

别　名：土细辛、灯盏菊

【彝医应用经验】

主　治：感冒咳嗽，小儿肺炎，中风偏瘫，脑萎缩，汗斑，白癜风。

用　法：全草入药，感冒咳嗽、小儿肺炎煨水服，中风偏瘫、脑萎缩研末兑水服，汗斑、白癜风泡酒外搽。

用　量：煨服：10~20克，小儿酌减；生粉：2~3克，每天1次；泡酒：30~50克。

文献记载：辛，微温。散寒解表，止痛，舒筋活血。

文献来源：云南中草药选 273 页。

原植物：菊科飞蓬属 *Erigeron breviscapus* (Vant.) Hand.–Mazz.

识别特征：多年生草本，高20~30厘米。根茎略粗，其上密生纤细的须根。叶为单生，基生叶密集，匙形。头状花序顶生，花紫色。瘦果扁平具柔软冠毛。

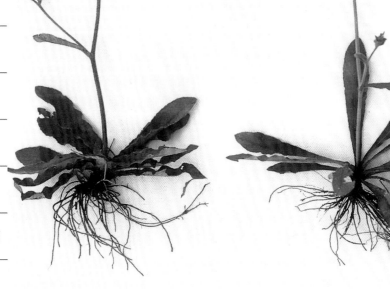

哦罗诺

彝药名：哦罗诺

意　译：五痨七伤药

汉药名：地皮消

别　名：贼药、刀口药、补药

【彝医应用经验】

主　　治：跌打劳伤，内、外伤瘀血作痛。

用　　法：全草入药，研末兑水服。

用　　量：1~3克。

文献记载：甘、淡，温。有清香气。消炎，拔毒，生肌，散瘀生新，杀虫。

文献来源：云南中草药选 258页。

原　植　物：爵床科地皮消属 *Pararuellia delavayana* (Baill.) E. Hossain

识别特征：多年生草本，高约25厘米，生于海拔2000米以下半山坡向阳处。茎匍匐上升，须根多数，肉质，黄白色。叶对生，长圆形，基生叶肥大，边缘皱波状，叶面绿色，叶背白绿色，均被小茸毛。花葶数条，花冠蓝紫色，管状花自叶腋抽出。

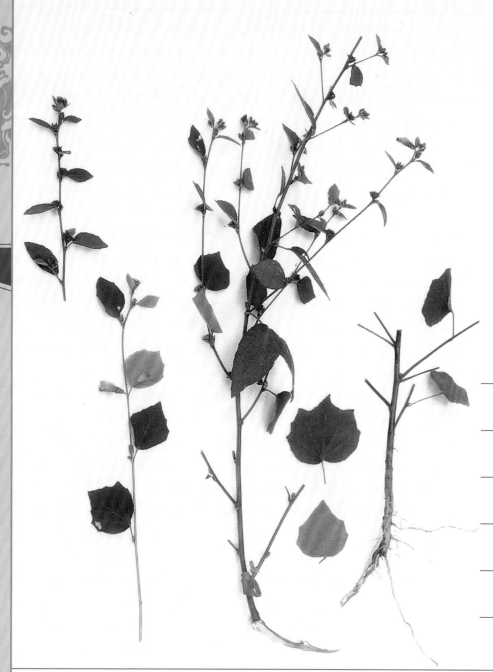

土格诺

彝药名：土格诺

意　译：肚子泻的药

汉药名：地桃花

别　名：巴巴叶

【彝医应用经验】

主　　治：下痢脓血，慢性肠炎。

用　　法：药用根，煎水服。

用　　量：20~30克。

文献记载：辛、微涩，温。祛风除湿，消肿排脓。

文献来源：云南中草药 700页。

原 植 物：锦葵科梵天花属 *Urena lobata* L.

识别特征：多年生亚灌木状草本，高约1米。茎直立，密被白色茸毛。单叶互生，叶片卵状
　　　　　三角形。花生于叶腋。蒴果球形。

基脱齐

彝药名： 基脱齐

意　译： 皮会掉的药

汉药名： 掉皮藤

别　名： 大接筋藤

主　　治： 类风湿性关节炎。

用　　法： 药用茎藤，泡酒内服、外搽。

用　　量： 50~100克，泡酒2000毫升，每天振摇2次，半月后服用，每天早晚各服2次，每次10~20毫升，外搽适量。

文献记载： 苦，寒。舒筋活血，祛风除湿。

文献来源： 文山中草药 74页。

原 植 物： 防己科青牛胆属 *Tinospora sinensis* (Lour.) Merr.

识别特征： 多年生木质藤本。嫩枝有白色短绒毛，老藤黑褐色。单叶互生，心脏形。花腋生。果半球形，熟时红色。

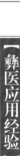

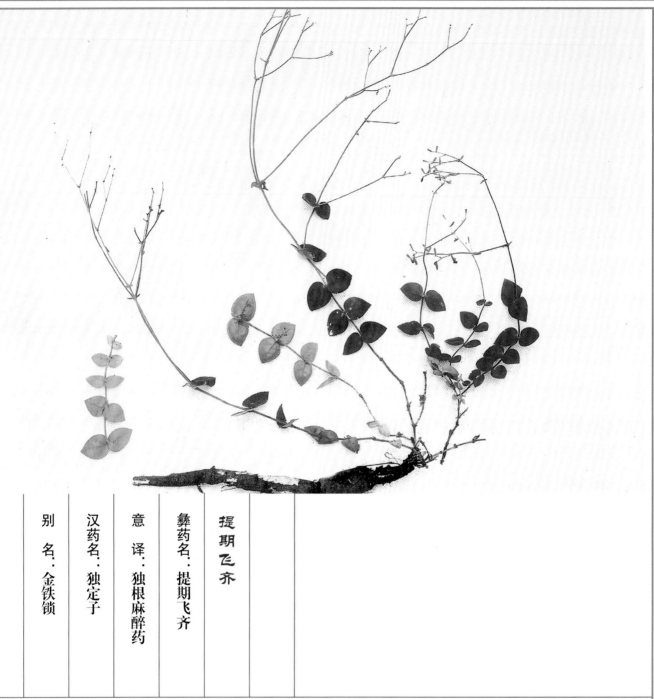

提期飞齐

彝药名：提期飞齐

意　译：独根麻醉药

汉药名：独定子

别　名：金铁锁

【彝医应用经验】

主　　治：风湿关节痛，跌打瘀血疼痛。

用　　法：根入药，泡酒服。

用　　量：5~10克，泡酒1000毫升，每天振摇2次，3天后服用，每天早晚各服1次，每次5~10毫升。

文献记载：苦、辛、麻，大温。有毒。止血止痛，活血祛瘀，除风湿。

文献来源：云南中草药496页。

原 植 物：石竹科金铁锁属 *Psammosilene tunicoides* W. C. Wu et C. Y. Wu

识别特征：宿根匍匐草本，生于高海拔向阳坡地。独根，长圆锥形，表皮棕褐色。茎圆形，被短柔毛。单叶对生，卵形，具稀疏细毛。聚伞花序顶生，淡紫色。

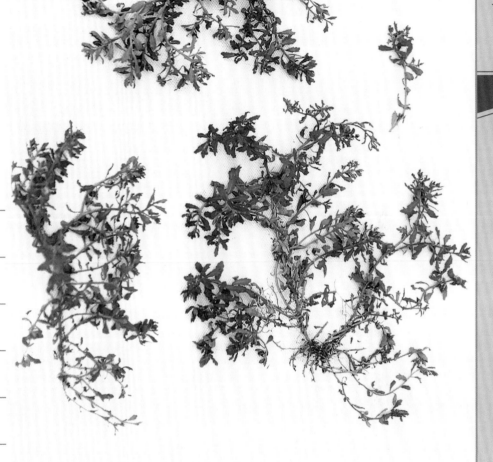

提衣得

彝药名：提衣得

意　译：打喷嚏的药

汉药名：鹅不食草

别　名：石胡荽

主　　治：感冒鼻塞，慢性鼻炎，头痛，肠炎腹痛。

用　　法：全草入药，感冒鼻塞、慢性鼻炎鲜品捣烂塞两鼻孔，头痛、肠炎腹痛研末兑水服。

用　　量：内服2~3克，外用适量。

文献记载：辛、苦，温。止咳，止痢，消炎，解毒，除湿，通经活络，明目。

文献来源：玉溪中草药 624页。

原 植 物：菊科石胡荽属 *Centipeda minima* (L.) A. Br. et Aschers.

识别特征：一年生小草本，高10~20厘米，匍匐生长。单叶互生，倒卵形。头状花序，黄色花
　　　　　单生于叶腋。四棱形瘦果，绿色。

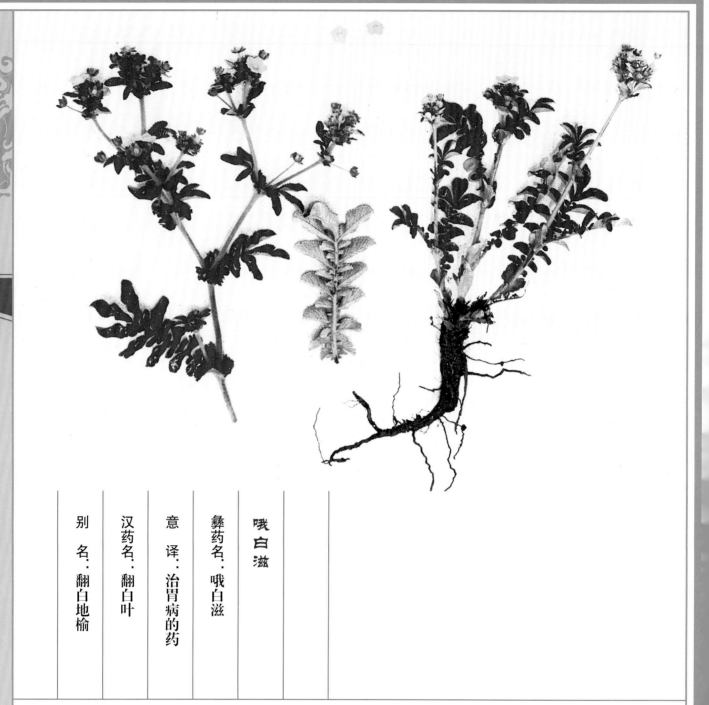

别　名：翻白地榆

汉药名：翻白叶

意　译：治胃病的药

彝药名：哦白滋

哦白滋

【彝医应用经验】

主　　治：肠风下血，肠梗阻，食积腹痛，妇女血崩，噎膈反胃。

用　　法：根入药，煨水服。

用　　量：20~30克。

文献记载：涩，寒。凉血止血，收敛止泻。

文献来源：云南中草药选 667页。

原　植　物：蔷薇科委陵菜属 *Potentilla fulgens* Wall. ex Hook.

识别特征：多年生草本，高约30厘米。地下缩根肥大，外皮紫褐色。茎直立，上部有分枝，有黄白色绵毛。基生叶丛生，茎生叶互生，呈奇数羽状复叶。聚伞花序，花黄色。瘦果小。

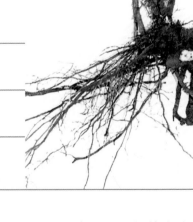

拍来自

彝药名：拍来自

意　译：写字叶

汉药名：翻脸叶

别　名：揉白叶

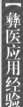

【彝医应用经验】

主　　治：心慌心悸，腹泻下痢，慢性气管炎咳嗽。

用　　法：根、果入药，心慌心悸用果实煨红糖水吃，腹泻下痢、慢性气管炎咳嗽用根煨水服。

用　　量：果实10~20克，根20~30克。

文献记载：苦，凉。清热解毒，祛风活络，润肺止咳。

文献来源：全国中草药汇编（下册1996年版）590页。

原 植 物：忍冬科荚蒾属 *Viburnum cylindricum* Buch.–Ham. ex D. Don

识别特征：常绿小灌木，高3~6米。单叶对生，叶片椭圆形至长椭圆形，上面暗绿色，被有灰白色蜡质，揉后出现白色痕迹，故称揉白叶。花白色或带粉红色，复伞形花序顶生。核果卵圆形。

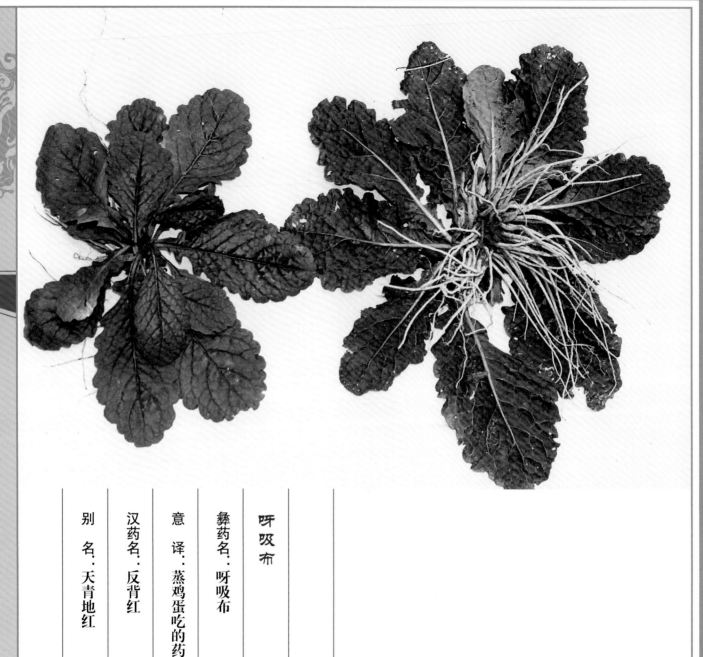

彝
药本草

上卷

呀吸布

彝药名：呀吸布

意　译：蒸鸡蛋吃的药

汉药名：反背红

别　名：天青地红

【彝医应用经验】

主　　治：小儿疳积，慢性肝炎，妇科炎症，皮肤疮疡。

用　　法：全草入药，小儿疳积研末蒸鸡蛋吃，慢性肝炎、妇科炎症、皮肤疮疡煨水服。

用　　量：蒸鸡蛋3~5克，煨服20~30克。

文献记载：辛，寒。止血散瘀，生肌止痛。

文献来源：云南中草药 224页。

原 植 物：菊科千里光属 *Senecio nudicaulis* Buch.–Ham. ex D. Don

识别特征：多年生草本，高约10~30厘米。根细长，黄白色，肉质，多数丛生。基生叶有柄，叶面绿色，叶被紫红色，光滑无毛；茎生叶互生，无柄，叶片倒卵形。花黄白色，头状花序顶生。瘦果圆柱形，有棱，带白色冠毛。

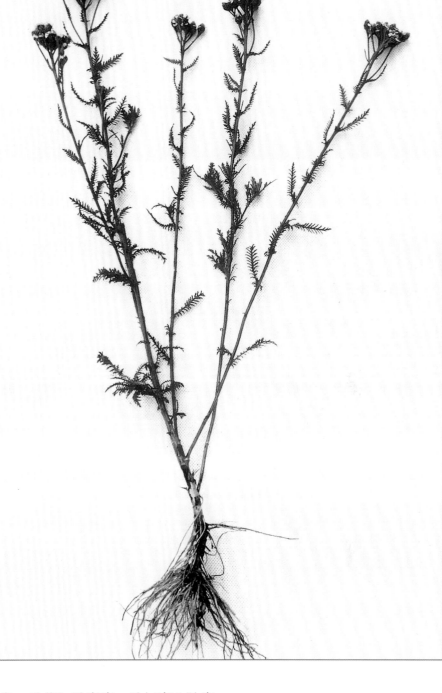

色 直

彝药名：色　直

意　译：跌打劳伤药

汉药名：飞天蜈蚣

别　名：一枝蒿、刀口药、

　　　　茅草一枝蒿

【彝医应用经验】

主　　治：类风湿性关节炎，关节红肿疼痛，跌打瘀血肿痛。

用　　法：全草泡酒外搽。

用　　量：30~50克，泡酒1000毫升，每天振摇2次，3天后外搽患部（切忌内服）。

文献记载：辛、麻，温。剧毒。通经活血，消肿止痛，消炎止血。

文献来源：云南中草药150页。

原 植 物：菊科蓍属 *Achillea wilsoniana* Heimerl ex Hand. –Mazz.

识别特征：多年生直立草本，高30~100厘米。叶互生，长线形，二至三回羽状深裂。头状花序，簇生于枝端，白色或淡粉红色。瘦果无冠毛。

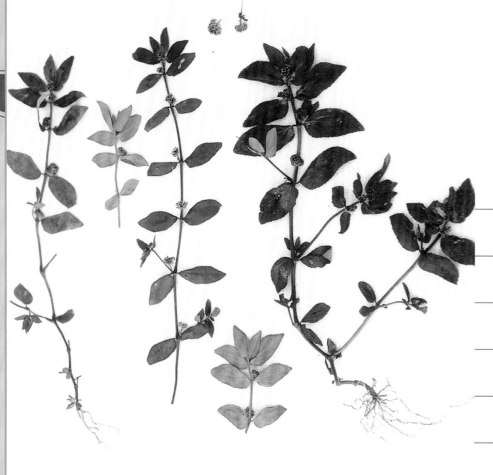

基　托

彝药名：基　托

意　译：皮肤痒的药

汉药名：飞扬草

别　名：大飞扬、奶浆草、

节节草

【彝医应用经验】

主　　治：皮肤瘙痒，疮疖溃烂久不收口。

用　　法：全草入药，皮肤瘙痒煎水外洗，疮疖溃烂久不收口研末调香油外敷。

用　　量：50~100克，外敷适量。

文献记载：微辛、酸，微凉。清热解毒，收敛止痒。

文献来源：云南中草药选126页。

原 植 物：大戟科大戟属 *Euphorbia hirta* L.

识别特征：一年生草本，高约20厘米，全株有毛，折断有乳汁。茎匍匐，紫红色，多分枝。叶对生，卵形或椭圆形。腋生稠密的聚伞花序，花绿色或紫红色。果卵形或三棱形。

弱儿诺

彝药名：弱儿诺

意　译：治小儿疳积的药

汉药名：狗响铃

别　名：响铃草、野豌豆

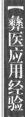

主　治：小儿疳积，耳鸣耳聋，肾炎水肿。

用　法：小儿疳积、耳鸣耳聋用带仁荚果煎水服，肾炎水肿用根煎水服。

用　量：果10~20克，根30~50克。

文献记载：苦、微酸，寒。消炎利尿，止咳定喘。

文献来源：云南中草药 526页。

原 植 物：豆科猪屎豆属 *Crotalaria ferruginea* Grah. ex Benth.

识别特征：多年生草本，高30~60厘米，生于向阳山坡。分枝多，全体被粗毛。叶互生，长卵圆形。黄色蝶形花。荚果肾形。

45

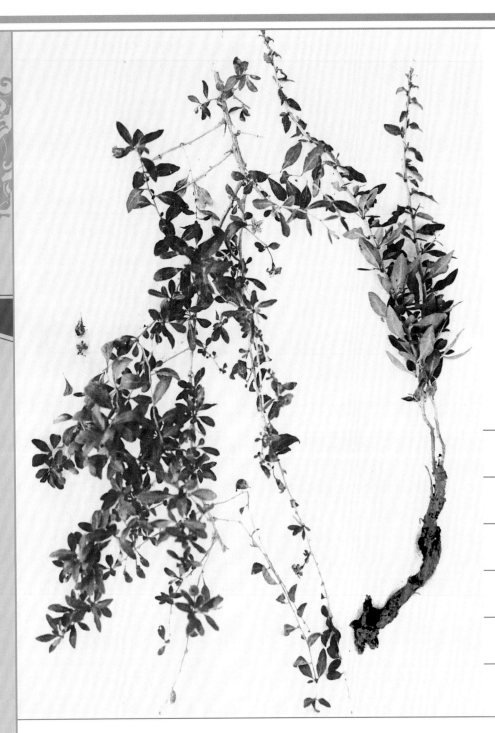

近河渣

彝药名：	近河渣
意　译：	根煮肉吃
汉药名：	枸　杞
别　名：	枸杞豆

【彝医应用经验】

主　　治：高血压，虚火牙痛，头风眩晕。

用　　法：药用根，煨水服。

用　　量：30~50克。

文献记载：苦、甘，凉。补虚益精，清热，止渴，祛风明目。

文献来源：中药大辞典（下册1977年版）1518页。

原 植 物：茄科枸杞属 *Lycium chinense* Mill.

识别特征：蔓生小灌木，高50~100厘米。枝条细长，外皮灰色。短棘生于叶腋。叶互生或数片丛生，卵状披针形。腋生黄色花。浆果长圆形，橘红色。

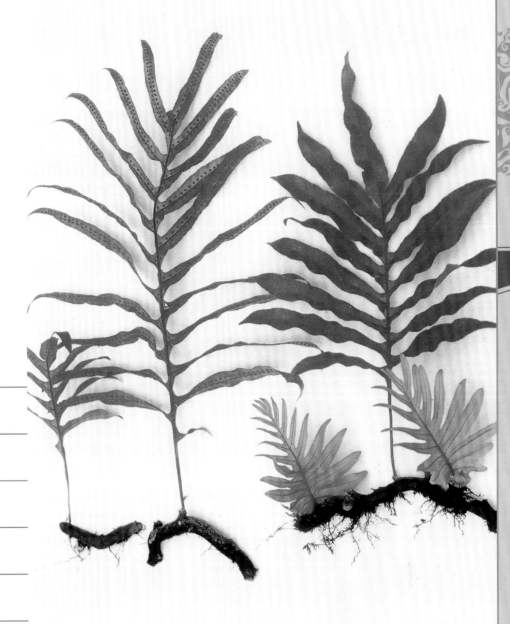

嘟活诺

彝药名：嘟活诺

意　译：牙齿疼的药

汉药名：骨碎补

别　名：爬树蜈蚣

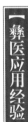

【彝医应用经验】

主　　治：虚火牙痛，阴疮肿毒。
用　　法：虚火牙痛用根状茎，木瓜醋炒煎水服，阴疮肿毒全草捣烂外包。
用　　量：煎服20~30克，外包适量。
文献记载：苦，温。补肝肾，强筋骨，止痛，杀虫。
文献来源：丽江中草药360页。
原 植 物：槲蕨科槲蕨属 *Drynaria delavayi* Christ.
识别特征：附生草本，高20~40厘米。根状茎肉质粗壮，长而横走，密被棕黄色小鳞片。叶扇形，羽状深裂。

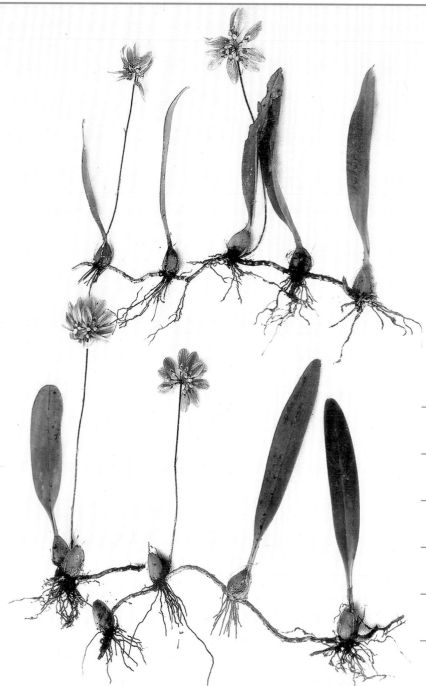

布飞齐

彝药名： 布飞齐

意　译： 补肺接骨药

汉药名： 果上叶

别　名： 石草果、对叶果

【彝医应用经验】

主　治： 伤筋断骨，肺痨咳嗽，牙龈肿疼，口舌生疮，老人阴虚便秘。

用　法： 全草入药，开放性、粉碎性骨折复位后用鲜品捣烂外包，3天换药1次，至愈合为止，并可煨水内服；肺痨咳嗽、慢性气管炎咳嗽、牙龈肿痛、慢性口腔溃疡、老人阴虚便秘煎水服。

用　量： 内服30~60克，外包适量。

文献记载： 甘、淡，凉。接骨，续筋，清热，止咳。

文献来源： 云南中草药选 156页。

原植物： 兰科贝母兰属 *Coelogyne corymbosa* Lindl.

识别特征： 多年生附生绿色肉质草本，高10~20厘米，生长于海拔3500米以下的荫蔽石灰岩上或树干上。气生根须状，浅黄色，茎横走，分节，节上假鳞茎肉质长卵形，有浅棱。茎顶端生叶两片，长椭圆形至披针形，全缘平滑无毛。顶生总状花序，花冠白色。果长椭圆形。

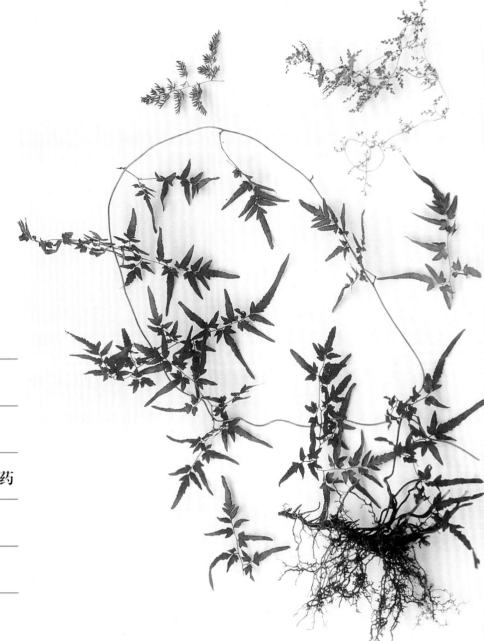

依利土

彝药名：依利土

意　译：小便解不出来的药

汉药名：海金沙

别　名：左转藤

【彝医应用经验】

主　　治：肝、胆结石，肾结石。

用　　法：全草入药，煨水服。

用　　量：30~50克，每天早晚各服1次。

文献记载：甘、微苦，寒。舒筋活络，清热，利尿，消肿。

文献来源：云南中草药选478页。

原 植 物：海金沙科海金沙属 *Lygodium japonicum* (Thunb.) Sw.

识别特征：多年生攀援草质藤本，长1~2米。根丛生纤细。茎细长而具韧性。叶为二至三回羽状复叶，小羽片线状披针形。孢子囊穗。

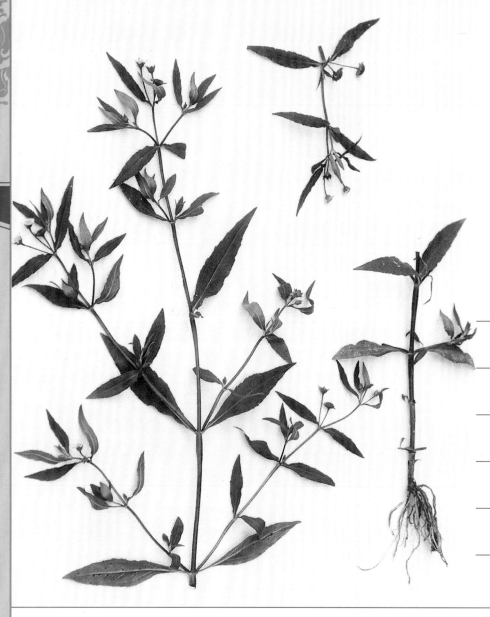

我赤呢

彝药名：我赤呢

意　译：吃了头发黑的药

汉药名：旱莲草

别　名：墨旱莲

【彝医应用经验】

主　　治：头发早白，齿根松动。

用　　法：全草研末兑水服。

用　　量：3~5克，每天2次。

文献记载：甘、酸，凉。凉血，止血，消肿，强壮。

文献来源：云南中草药选322页。

原 植 物：菊科鳢肠属 *Eclipta prostrata* (L.) L.

识别特征：一年生草本，高约60厘米。肉质，枝红褐色，全株有粗毛。须根细小，密集。茎半直立向上。单叶对生，两面有白色短粗毛。花白色，头状花序单个腋生或顶生。

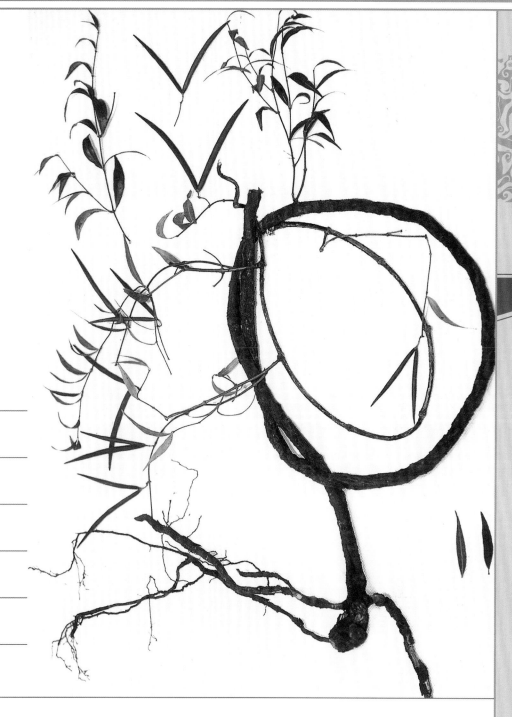

呼疙诺

彝药名：呼疙诺

意　译：风湿疼的药

汉药名：黑骨头

别　名：小黑牛

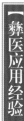

【彝医应用经验】

主　治：风湿关节痛，疮疡肿毒，皮肤瘙痒，咳嗽痰多。
用　法：药用茎、藤，煨水服。
用　量：20~30克。
文献记载：苦、辛，凉。有小毒。舒筋活络，祛风除湿。
文献来源：云南中草药选 584页。
原植物：萝藦科杠柳属 *Periploca forrestii* Schltr.
识别特征：常绿木质缠绕藤本，长可达10余米，具白色乳汁。老枝黑褐色。单叶对生，狭长圆
　　　　　形至线形。花黄色，聚伞花序腋生。蓇葖果圆柱状。

51

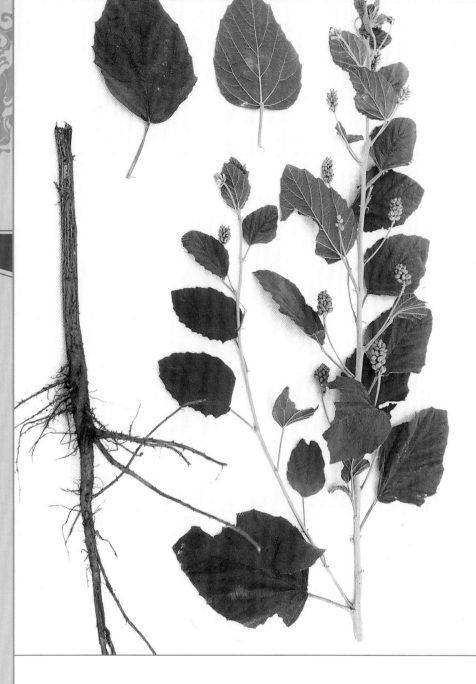

哦尼喱

彝药名：	哦尼喱
意　译：	腰酸没力气的药
汉药名：	黑故子
别　名：	补骨脂

【彝医应用经验】

主　　治：腰膝酸软，精冷不育。

用　　法：药用全草，腰膝酸软煎水服，精冷不育用籽研末炖猪腰子吃。

用　　量：煎服30~50克，炖服10~20克。

文献记载：辛、苦，大温。温肾壮阳。

文献来源：全国中草药汇编（上册1996年版）408页。

原 植 物：豆科补骨脂属 *Psoralea corylifolia* L.

识别特征：一年生草本，高60~120厘米，生长于海拔1600米以下的田边地角湿润处。单叶互生，叶片宽卵圆形。蝶形花冠淡紫色。荚果椭圆状卵形，种子黑色。

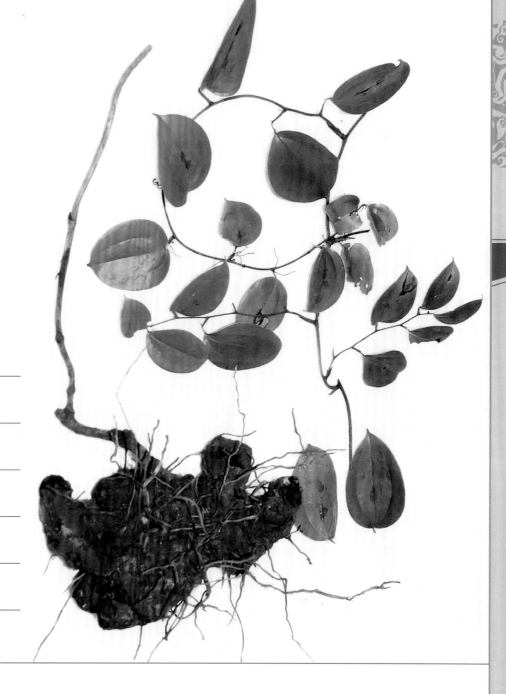

土 涩

彝药名： 土 涩

意 译： 通血管的药

汉药名： 红萆薢

别 名： 花萆薢

【彝医应用经验】

主 治： 跌打瘀血肿痛，肝脾肿大，泌尿道结石。

用 法： 药用块根，跌打瘀血肿痛泡酒服，肝脾肿大、泌尿道结石煨水服。

用 量： 30~50克。

文献记载： 甘、淡，平。祛风除湿，通淋，利水，消炎，解毒。

文献来源： 云南中草药选 244页。

原植物： 百合科拔葜属 *Smilax mairei* Lévl.

识别特征： 攀援常绿半木质藤本，长2~3米。块根木质，呈不规则的节节状。茎红绿色，有花斑点。单叶互生，革质，椭圆状卵圆形。花黄绿色，伞形花序腋生。浆果球形，熟时黑色。

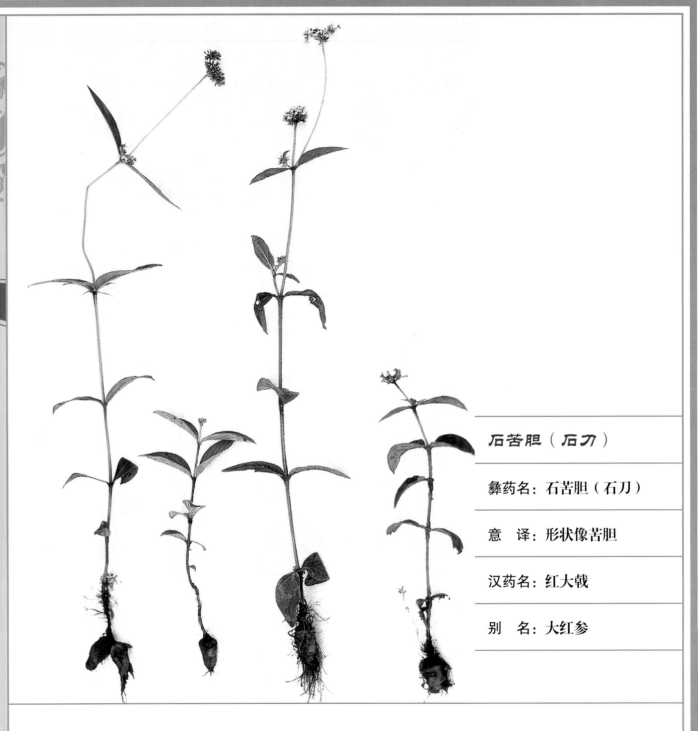

石苦胆（石刀）

彝药名：石苦胆（石刀）

意　译：形状像苦胆

汉药名：红大戟

别　名：大红参

主　　治：咳嗽哮喘，劳伤脱力，肝脾肿大，小儿疳积。

用　　法：药用全草，煎水服，咳嗽哮喘、劳伤脱力用根，肝脾肿大用全草，小儿疳积用茎叶。

用　　量：根10~20克，全草两株，茎叶10~20克，视年龄增减。

文献记载：苦，寒。有小毒。泻水逐饮，消肿散结。

文献来源：全国中草药汇编（上册1996年版）390页。

原　植　物：茜草科红芽大戟属 *Knoxia valerianoides* Thorel ex Pitard

识别特征：多年生直立草本，高60厘米。根多条簇生，圆锥状，暗紫色。茎圆形，绿紫色。单叶互生，长椭圆形至长披针形，两面有柔毛。聚伞花序顶生或腋生，花淡青紫色。蒴果小。

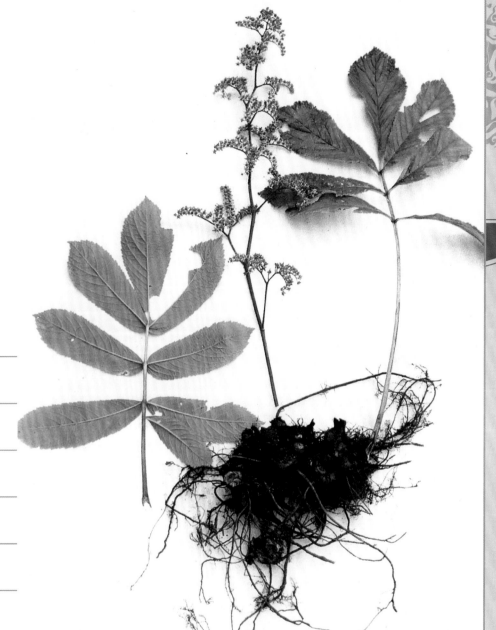

诺诺齐

彝药名： 诺诺齐

意　译： 可以当饭吃的药

汉药名： 红　姜

别　名： 岩　陀

主　　治： 溃疡性肠胃炎，慢性支气管炎，细菌性痢疾。

用　　法： 药用块根，溃疡性肠胃炎、慢性支气管炎研末兑水服，细菌性痢疾煎水服。

用　　量： 生粉3~5克，每天2次，煎服20~30克。

文献记载： 苦、涩，凉。消炎，收敛，祛风湿，止痛。

文献来源： 云南中草药选332页。

原 植 物： 虎耳草科鬼灯檠属 *Rodgersia sambucifolia* Hemsl.

识别特征： 多年生直立草本，高30~50厘米。根茎块状横走，外皮紫褐色，断面粉红色。圆锥花序，淡黄红色。蒴果紫红色。

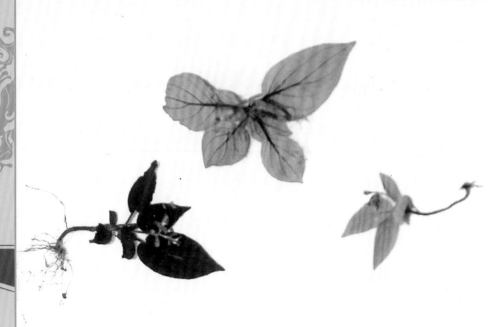

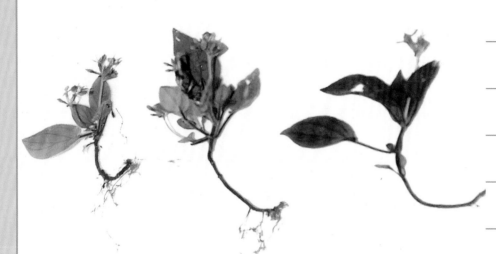

格给诺起

彝药名：格给诺起

意　译：拔毒药

汉药名：红毛山豆根

别　名：虎舌红

【彝医应用经验】

主　治：刀枪伤，拔弹头，拔异物，拔竹木刺。
用　法：全草入药，鲜品捣烂外敷或干品研末香油调敷。
用　量：视伤口大小，适量。
文献记载：辛、涩、凉。清热利尿，活血止血。
文献来源：云南中草药（续集）252页。
原 植 物：紫金牛科紫金牛属 *Ardisia mamillata* Hance
识别特征：亚灌木状小草本，高10~20厘米，全株被紫红色粗毛。主根黄色，柔软。叶互生，椭圆形，绿色或紫红色。果球形，红色。

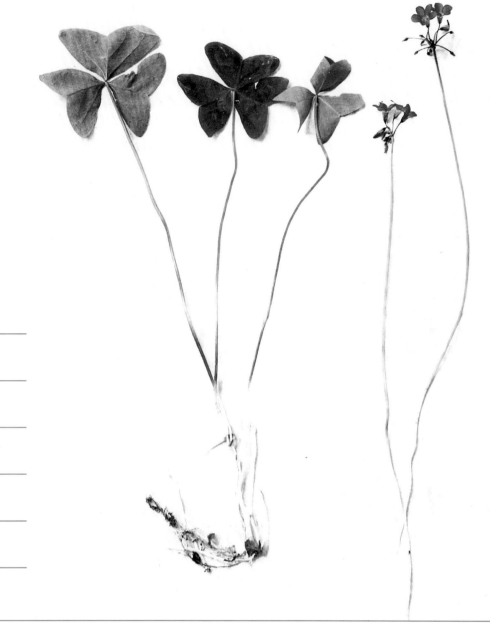

拾泥丫

彝药名：拾泥丫

意　译：消肿止血药

汉药名：红雀草

别　名：四瓣叶

【彝医应用经验】

主　　治：外伤肿痛，血小板减少，胃出血，皮下出血，尿血，便血。

用　　法：全草入药，研末兑水服。

用　　量：2~3克，每天2次。

文献记载：微涩、苦，平。止血止痛，舒筋活络。

文献来源：云南中草药（续集）242页。

原 植 物：酢浆草科酢浆草属 *Oxalis acetosella* L. ssp. *griffithii* (Edgew. et Hook. f.) Hara

识别特征：一年生草本，高10~15厘米。须根少。指状复叶，小叶3枚，阔三角状倒心脏形。花
　　　　　单生于花葶顶端，白色。蒴果，长椭圆形。

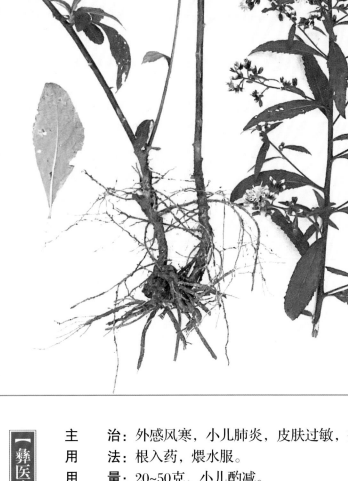

木须蟹

彝药名：木须蟹

意　译：散风寒的药

汉药名：红升麻

别　名：佩兰草

【彝医应用经验】

主　　治：外感风寒，小儿肺炎，皮肤过敏，疮疡肿毒。

用　　法：根入药，煨水服。

用　　量：20~50克，小儿酌减。

文献记载：甘、苦，微温。活血祛瘀，除湿止痛。

文献来源：云南中草药536页。

原 植 物：菊科泽兰属 *Eupatorium heterophyllum* DC.

识别特征：多年生草本，高1~2米，生于山间坡地草丛，全体被柔毛。叶对生，椭圆形或椭圆状披针形。头状花序，呈伞房式排列，小花密聚，粉红色。瘦果，熟时黑色。

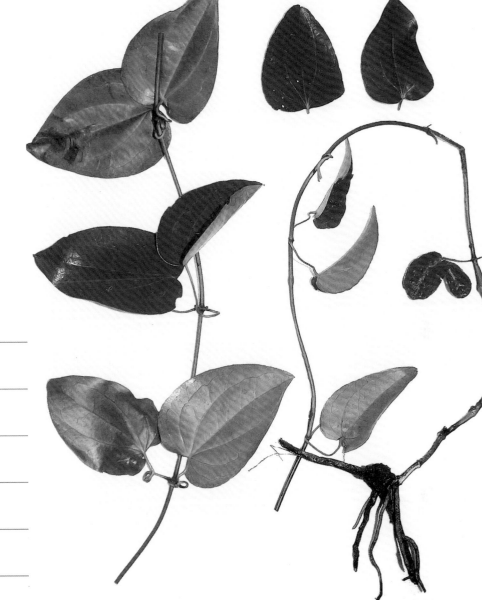

鹿逼枝

彝药名：鹿逼枝

意　译：鼻子生疮的药

汉药名：滑叶木通

别　名：辣木通

【彝医应用经验】

主　　治：鼻膜炎，鼻窦炎，鼻息肉，鼻咽癌。

用　　法：全草入药，煨水服，外用药末塞鼻孔。

用　　量：煨服20~30克，外敷用细粉适量，温水调成膏状，塞入鼻腔中部。

文献记载：辣，温。通筋活络，利尿，消炎，解表，退热。

文献来源：玉溪中草药 642页。

原　植　物：毛茛科铁线莲属 *Clematis loureiroana* DC.

识别特征：落叶攀援木质藤本，长2~3米。黑褐色肉质条状根丛生。茎紫褐色，圆柱形。单叶对生，叶柄长而粗，呈缠绕状，卵状椭圆形。花白色，头状花序排列呈圆锥状。瘦果细小。

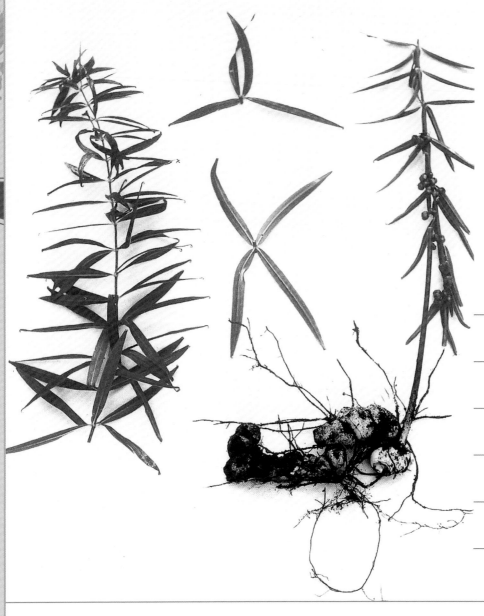

弱罗氏

彝药名：弱罗氏

意　译：人人都可以吃

汉药名：黄　精

别　名：节节高、滇黄精

【彝医应用经验】

主　　治：慢性支气管炎，肺结核，慢性肝炎。

用　　法：药用块根，研末生蜂蜜为膏，瓦罐储藏，兑水服。

用　　量：10~15克，每天早晚各服1次，连服3个月。

文献记载：甘、微苦，平。润肺生津，健脾胃。

文献来源：云南中草药选 520页。

原 植 物：百合科黄精属 *Polygonatum kingianum* Coll. et Hemsl.

识别特征：多年生草本，高60~120厘米。块根肥大横生，肉质，黄白色，成不规则的节节
　　　　　状。2~4叶轮生。腋生管状花，淡绿色。浆果球形，熟时黑色。

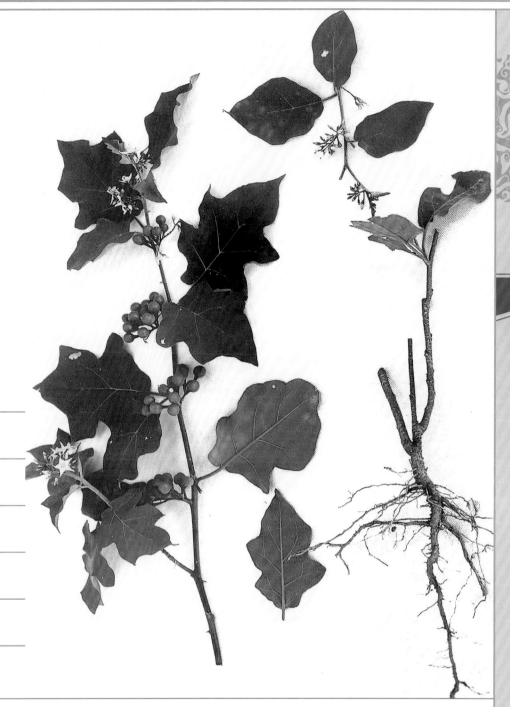

卡诺栽

彝药名：卡诺栽

意　译：苦刺药

汉药名：黄天茄

别　名：刺天茄

主　　治：虫牙痛，火牙痛，肠炎腹痛，虫积腹痛。

用　　法：根、果入药，煨水服，牙痛除内服汤药外，可用果实捣烂外敷牙龈。

用　　量：根10~20克，果实1枚。

文献记载：淡，平。有小毒。解表温里，消肿止痛。

文献来源：云南中草药选（续集）416页。

原 植 物：茄科茄属 *Solanum torvum* Swartz

识别特征：直立亚灌木，高约1米，全株被柔毛。枝和叶柄有散生刺。单叶互生，长圆状卵形。聚伞花序腋生，花白色。浆果球形，熟时黄色。

61

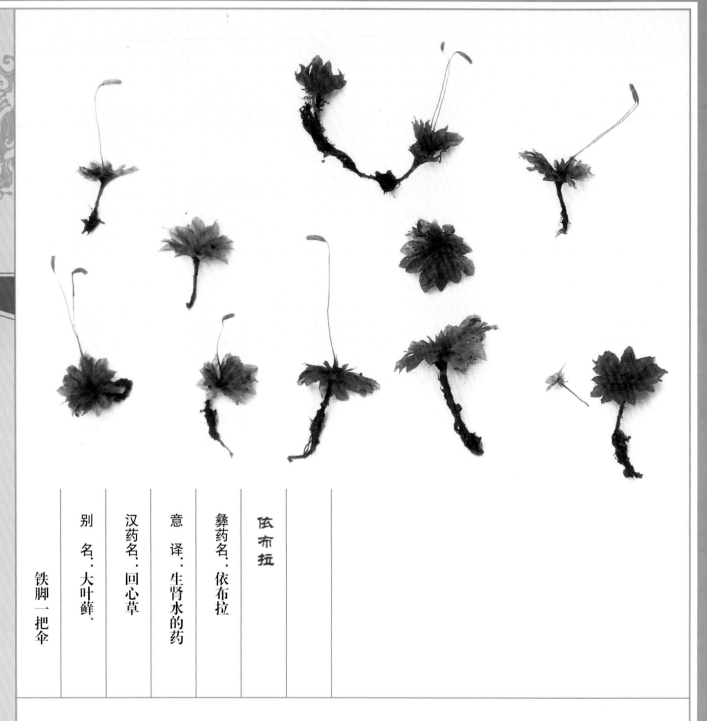

依布拉

彝药名：依布拉

意　译：生肾水的药

汉药名：回心草

别　名：大叶藓、
铁脚一把伞

【彝医应用经验】

主　治：阴虚烦渴，老年半夜口干，慢性口腔溃疡。

用　法：全草泡水服。

用　量：10~20克，每天1剂。

文献记载：淡、微苦，平。镇静，壮阳。

文献来源：云南中草药选 250页。

原植物：真藓科大叶藓属 *Rhodobryum roseum* (Hedw.) Limpr.

识别特征：多年生苔藓植物。根茎横走，暗红褐色。茎直立，叶膜质，鳞片状贴生。自顶叶
丛中簇生数个孢子体，圆柱状长卵形，红黄色，下垂。

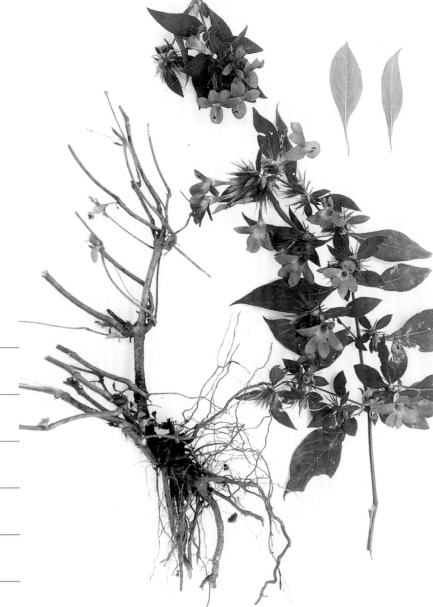

凯塞花

彝药名：凯塞花

意　译：纽子花

汉药名：鸡肠子花

别　名：节节寒

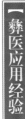

主　　治：慢性肝炎，慢性胆囊炎。

用　　法：全草碎为粗末，开水泡服。

用　　量：10~20克，每天1剂。

文献记载：甘、微苦，凉。清热解毒，化瘀止痛。

文献来源：全国中草药汇编（下册1996年版）135页。

原 植 物：爵床科水蓑衣属 *Hygrophila salicifolia* (Vahl) Nees

识别特征：二年生半直立草本，高达90厘米。茎四棱形。节明显。叶对生，近无柄，叶片椭圆
　　　　　状披针形，两面有横生细脉。花浅蓝色或略紫色。蒴果条形。

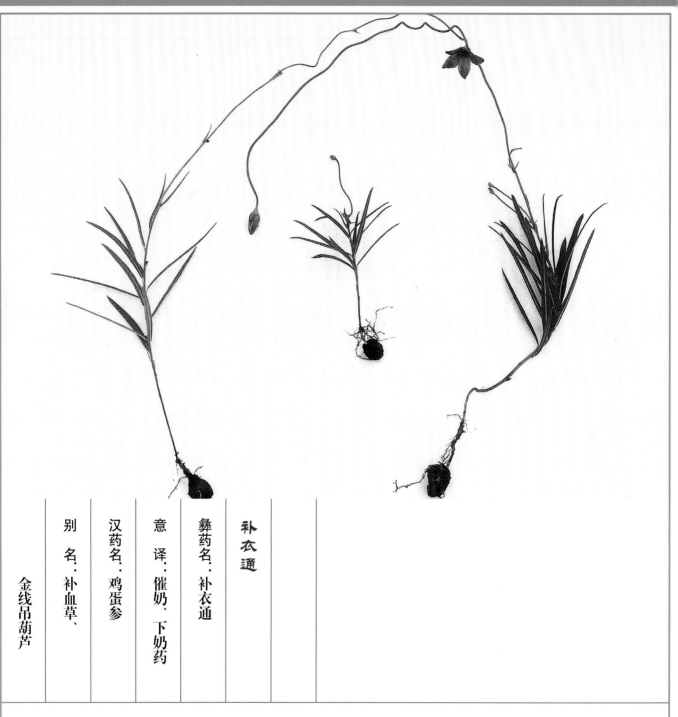

補衣通

彝药名：补衣通

意　译：催奶、下奶药

汉药名：鸡蛋参

别　名：补血草、
　　　　金线吊葫芦

【彝医应用经验】

主　　治：脾胃虚弱，食欲不振，产后缺乳，小儿疝气。

用　　法：全草炖鸡吃。

用　　量：50~100克。

文献记载：甘、微苦，微温。补气血，润肺生津。

文献来源：云南中草药 434页。

原 植 物：桔梗科党参属 *Codonopsis convolvulacea* Kurz.

识别特征：蔓生缠绕草质藤本，生于林缘或杂草丛中。全体光滑无毛，有乳汁，具一卵形肉
　　　　　质根。单叶互生。花单生，蓝紫色。

64

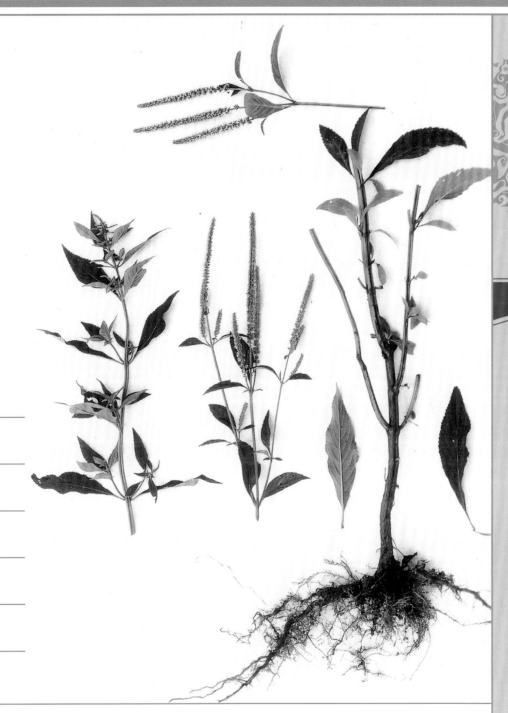

阿巴齐

彝药名：阿巴齐

意　译：做粑粑吃的药

汉药名：鸡肝散

别　名：四方蒿

【彝医应用经验】

主　　治：慢性肝炎，慢性胃炎，小儿疳积。
用　　法：药用花穗，慢性肝炎、慢性胃炎研末兑水服，小儿疳积研末拌米面做油煎粑粑吃。
用　　量：2~3克，每天2次，做粑粑吃占米面的1/3。
文献记载：淡、微苦，凉。清热，解表，消炎，明目。
文献来源：玉溪中草药 328页。
原 植 物：唇形科香薷属 *Elsholtzia blanda* Benth.
识别特征：多年生亚灌木状草本，高1~1.5米，全株有特异的香气。茎四棱形，基部木质化，上部多分枝，有微柔毛。单叶对生，长圆状披针形。花白色，排列成顶生穗状花序。

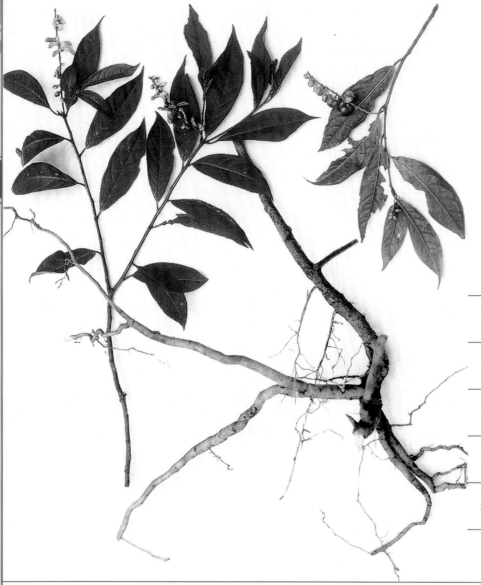

擦补倮

彝药名： 擦补倮

意　译： 补五脏的药

汉药名： 鸡　根

别　名： 黄花远志

【彝医应用经验】

主　　治： 肺结核，肝炎，妇女干血痨。
用　　法： 药用根，肺结核、肝炎研末兑水服，妇女干血痨炖鸡吃。
用　　量： 生粉3~5克，炖鸡50~100克。
文献记载： 甘、淡，温。补气活血，安神益智，祛风除湿。
文献来源： 云南天然药物图鉴（第1册）235页。
原 植 物： 远志科远志属 *Polygala arillata* Buch.–Ham. ex D. Don
识别特征： 落叶小灌木，高约2米。根木质，根皮肥厚淡褐色，肉质。茎直立，圆柱形。单
　　　　　　　叶互生，长椭圆形。花黄色。果扁平，成熟时红褐色。

依 土

彝药名：**依 土**

意　译：**利水的药**

汉药名：**尖叶狗响铃**

别　名：**大狗响铃**

【彝医应用经验】

主　　治：肾炎水肿，输卵管阻塞。

用　　法：全草煨水服。

用　　量：30~50克。

文献记载：苦，寒。热结火症，日夜烧不退，五经血燥。

文献来源：滇南本草（第三卷）128页。

原 植 物：豆科百脉根属 *Lotus corniculatus* L.

识别特征：多年生草本，高60~100厘米。茎倾斜或直立，疏被长柔毛。奇数羽状复叶互生。伞形花序顶生，花萼阔钟形，黄绿色。荚果长圆柱形。

67

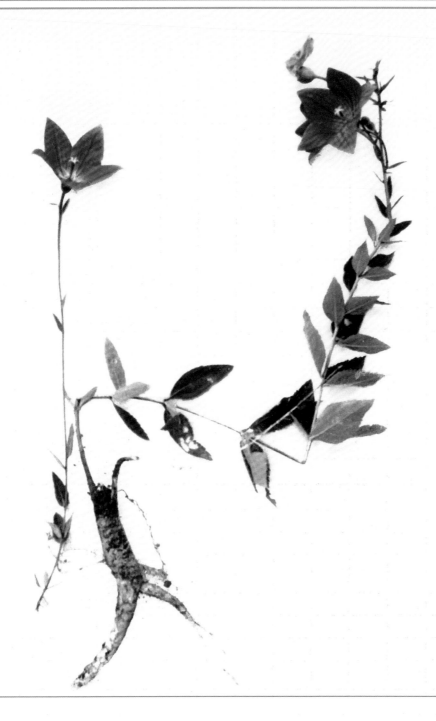

毕依丹

彝药名： 毕依丹

意　译： 气喘的药

汉药名： 桔　梗

别　名： 咳嗽药

【彝医应用经验】

主　治： 小儿肺炎，老年咳嗽气喘，妇科慢性炎症。
用　法： 根入药，小儿肺炎煨水服，老年咳嗽气喘煮猪心肺吃，妇科慢性炎症炖鸡吃。
用　量： 煨服10~20克，炖鸡20~30克，小儿酌减。
文献记载： 苦、辛，凉。止咳化痰，清热润喉。
文献来源： 文山中草药 444页。
原植物： 桔梗科桔梗属 *Platycodon grandiflorus* (Jacq.) A. DC.
识别特征： 多年生草本，全株光滑无毛。根肉质，呈圆柱状。茎高约30~60厘米。叶对生或
　　　　　　　3~4片轮生，叶片长卵形或披针形，边缘有锯齿。花白紫色。蒴果球形。

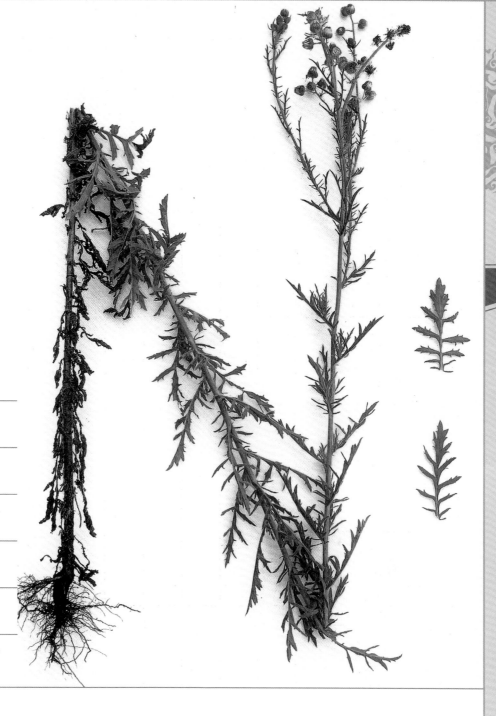

突拍卡

彝药名： 突拍卡

意　译： 像金子一样的药

汉药名： 金蒿枝

别　名： 龙胆一枝蒿、

熊胆草、小苦蒿

【彝医应用经验】

主　治： 口腔炎，牙龈炎，咽喉炎，黄疸性肝炎，刀枪伤，疮疡肿毒溃烂不收口。

用　法： 全草入药，口腔炎、牙龈炎、咽喉炎用叶含服，黄疸性肝炎研末兑水服，刀枪伤、疮疡肿毒溃烂不收口，研末香油调敷患处。

用　量： 口含用叶1~2片，内服生粉0.5~1克，外包适量。

文献记载： 苦，寒。消炎，止血，止痛。

文献来源： 玉溪中草药370页。

原　植　物： 菊科白酒草属 *Conyza blinii* Lévl.

识别特征： 一年生直立草本，高30~100厘米，生于海拔2500米以下的向阳荒坡或疏林地带，全株密被白色长柔毛。茎圆柱形。叶互生，长披针形羽状深裂。头状花，总状花序，花冠淡黄绿色，顶端具白色冠毛。

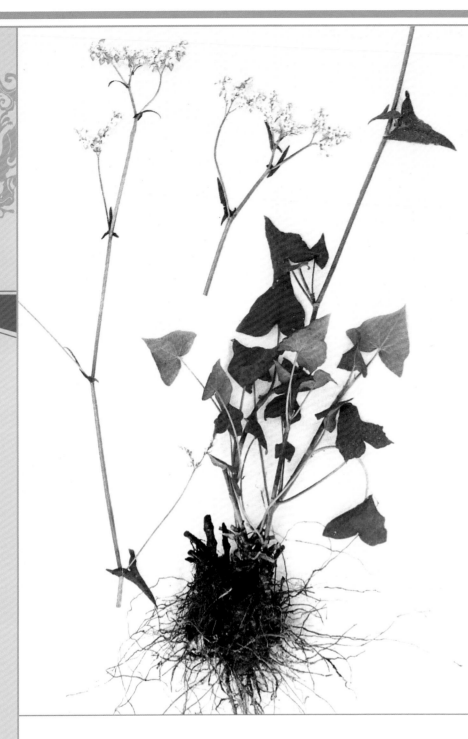

木朱麻各茶利

彝药名：木朱麻各茶利

意　译：什么病都能吃

汉药名：金荞麦

别　名：野荞麦、苦荞头

【彝医应用经验】

主　治：慢性肝炎，肺结核，慢性肾炎，肠胃溃疡，妇科慢性炎症，疮疡肿毒。

用　法：药用块根，研末兑水服。

用　量：3~5克，每天2次。

文献记载：辛、苦，凉。清热解毒，活血散瘀，健脾利湿，通淋利尿。

文献来源：云南中草药选（续集）444页。

原 植 物：蓼科荞麦属 *Fagopyrum dibotrys* (D.Don) Hara

识别特征：多年生草本，高50~80厘米。块根膨大，上生多数细小须根。茎红色。单叶互生，三角形。圆锥花序顶生或腋生，花小，白色。瘦果三角形。

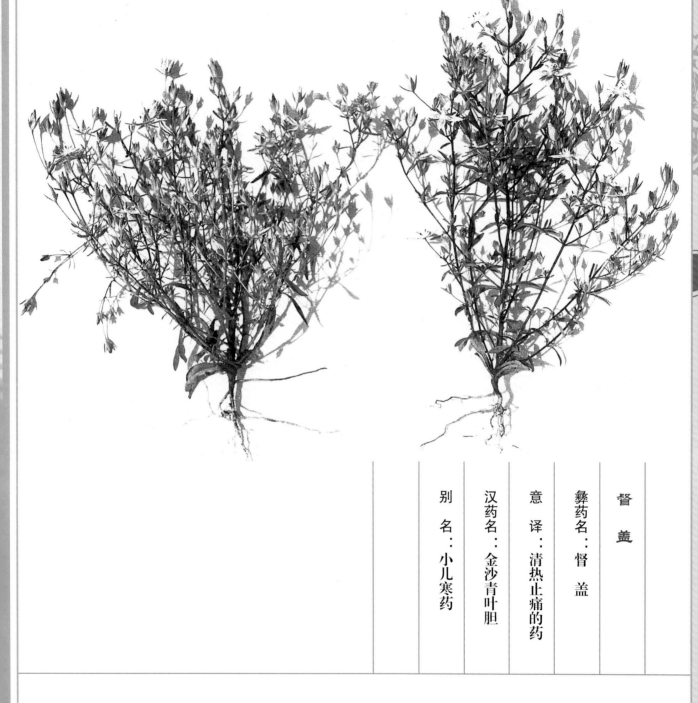

督　盖

彝药名：督　盖

意　译：清热止痛的药

汉药名：金沙青叶胆

别　名：小儿寒药

【彝医应用经验】

主　治：乙型肝炎，急慢性胆囊炎，急性结膜炎，牙痛，口腔炎，腹痛。

用　法：全草入药，煨水服。

用　量：20~30克。

文献记载：苦，寒。清肝胆湿热，除胃中伏火。

文献来源：云南中草药 440页。

原植物：龙胆科獐牙菜属 *Swertia angustifolia* Buch.–Ham.var. *pulchella* (D. Don) Burk.

识别特征：一年生直立草本，高20~40厘米。茎有棱，浅褐色。单叶对生。花顶生或腋生，花萼绿色。蒴果长椭圆形。

71

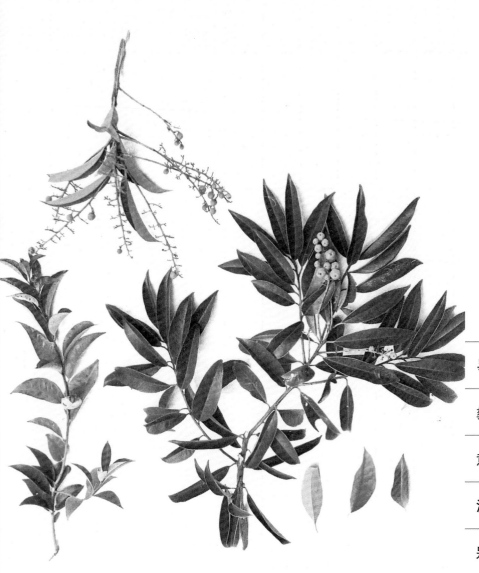

毒玉爬

彝药名：毒玉爬

意　译：有毒的止痛药

汉药名：金叶子

别　名：狗脚草

【彝医应用经验】

主　　治：疥癞疮癣，痛风，肌肉痛，关节痛，神经痛。

用　　法：叶入药，外用，疥癞疮癣用叶研末香油调搽，痛风、肌肉痛、关节痛、神经痛用叶泡酒外搽。

用　　量：香油调搽3~5克，泡酒外搽5~10克。

文献记载：辛、涩，温。有毒。散瘀止痛，祛风除湿，止血通窍。

文献来源：全国中草药汇编（下册1996年版）385页。

原 植 物：杜鹃花科金叶子属 *Craibiodendron yunnanense* W. W. Smith

识别特征：常绿小乔木或灌木，高2~7米，全株光滑无毛。单叶互生，叶柄短，叶片椭圆状矩圆形。花淡黄白色，总状圆锥花序腋生及顶生。蒴果扁球形。

附　　注：切忌内服。

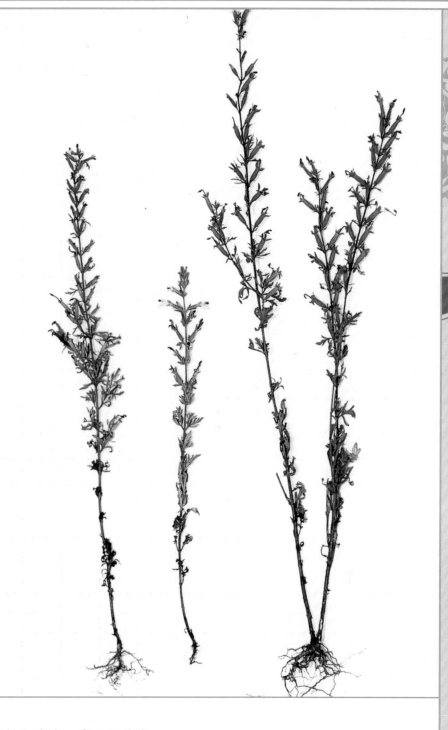

涩 青

彝药名： 涩 青

意　译： 治黄疸病的药

汉药名： 金钟茵陈

别　名： 阴行草

【彝医应用经验】

主　　治： 黄疸性肝炎，慢性胆囊炎，高血压头痛。

用　　法： 全草煨水服。

用　　量： 30~50克。

文献记载： 苦，寒。清热利湿，凉血止血，祛瘀止痛。

文献来源： 全国中草药汇编（上册1996年版）359页。

原 植 物： 玄参科阴行草属 *Siphonostegia chinensis* Benth.

识别特征： 一年生草本，高30~80厘米。干时变为黑色，全体密被锈色短毛。茎直立，上部多分枝。叶对生，叶片厚纸质，广卵形。花集生枝梢，穗式总状花序，花冠二唇形，黄色。蒴果窄长椭圆形。

73

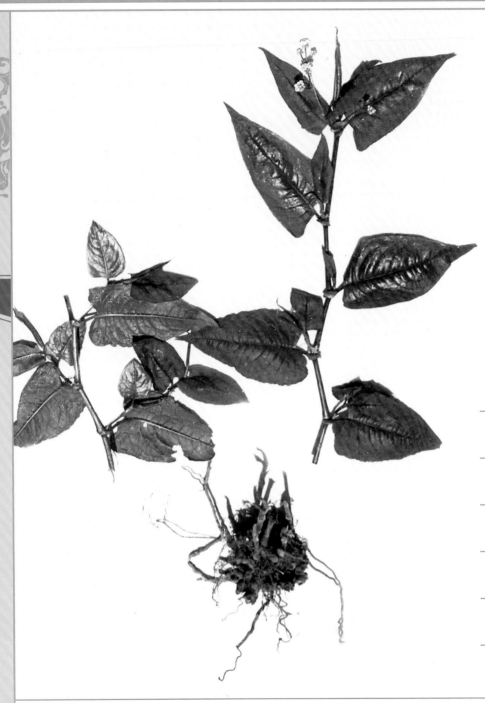

戈录戈

彝药名：戈录戈

意　译：龙盘着的药

汉药名：九龙盘

别　名：蛇头草

【彝医应用经验】

主　　治：疮疡肿毒，子宫功能性出血，崩漏，盆腔炎及其他妇科炎症。

用　　法：全草入药，煨水服。

用　　量：20~30克。

文献记载：酸涩，凉。清热，解毒，消肿。

文献来源：文山中草药498页。

原 植 物：蓼科蓼属 *Polygonum runcinatum* Buch.–Ham. ex D. Don

识别特征：多年生丛生草本，全株有毛。根茎横生，有节，节间膨大呈连珠状小薯，红褐色。单叶互生，三角形。白色花，顶生。种子多棱形。

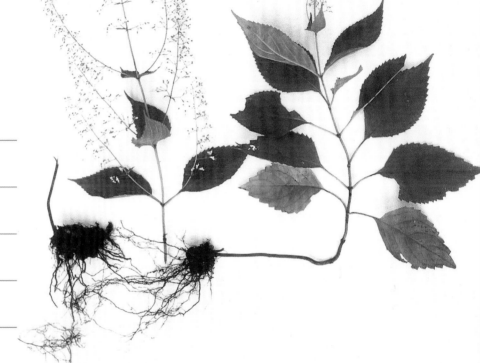

拍抓诺

彝药名：拍抓诺

意　译：治瘀血包块的药

汉药名：九头狮子草

别　名：铁骡子

主　　治：肺癌，肝癌，直肠癌，发热不退。

用　　法：肿瘤、癌症用块根研末兑水服，高热不退全草煎水服。

用　　量：生粉2~3克，每天早晚各服1次，煎服20~30克。

文献记载：苦、辛，温。治风热积毒，脏腑不和。通十二经络，散疮痈，退黄疸。

文献来源：滇南本草（第三卷）250页。

原 植 物：唇形科香茶菜属 *Rabdosia yunnanensis* (Hand.–Mazz.) Hara

识别特征：多年生草本，高30~70厘米。根茎木质，呈不规则突起的疙瘩块茎状。茎直立，通常不分枝，四棱形。单叶对生，叶片卵形或阔卵形。小坚果卵形，深褐色，光滑，略扁。

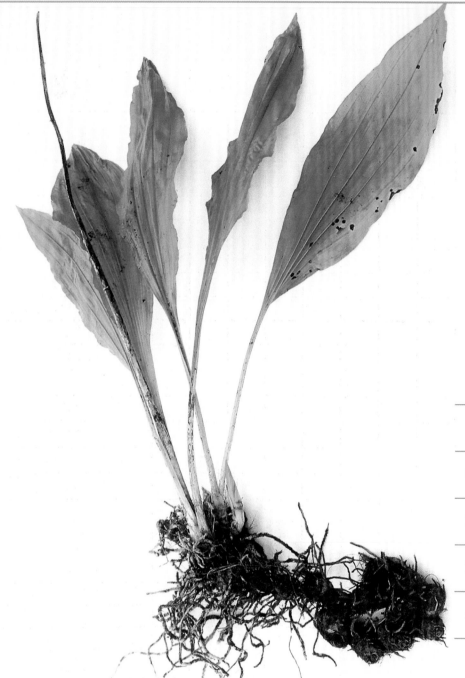

鸟期诺

| 彝药名：鸟期诺 |
| 意　译：肠子生疮的药 |
| 汉药名：九子不离母 |
| 别　名：九子连环草 |

【彝医应用经验】

主　　治：肠肿瘤，肠结核，颈淋巴结炎。

用　　法：药用球状根，肠肿瘤、肠结核炖猪大肠吃，颈淋巴结炎炖黑猫肉吃。

用　　量：30~50克。

文献记载：甘、辛，温。无毒。散结，解毒，活血，舒筋。

文献来源：中药大辞典（上册1977年版）48页。

原 植 物：兰科虾脊兰属 *Calanthe discolor* Lindl.

识别特征：多年生草本，高30~40厘米。地下茎呈节节状，须根多而长。叶倒披针状长圆
　　　　　形。总状花序，花紫褐色。

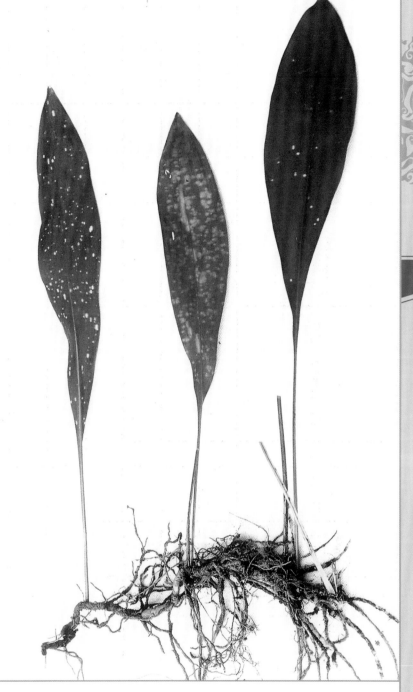

雨白诺起

彝药名：雨白诺起

意　译：解酒的药

汉药名：酒醉死草

别　名：蛇退

【彝医应用经验】

主　　治：慢性酒精中毒，酒醉昏迷。

用　　法：药用全草，捣烂煮沸15分钟后服用，不可久煎。

用　　量：30~50克。

文献记载：辛、微苦，平。祛风解毒，祛瘀止痛。

文献来源：中药大辞典（下册1977年版）2116页。

原 植 物：百合科蜘蛛抱蛋属 *Aspidistra lurida* Ker-Gawl.

识别特征：多年生宿根草本。地下茎横走。叶基生，带状披针形，叶柄长，近革质。钟状花，蓝白色。浆果球形，熟时黑色。

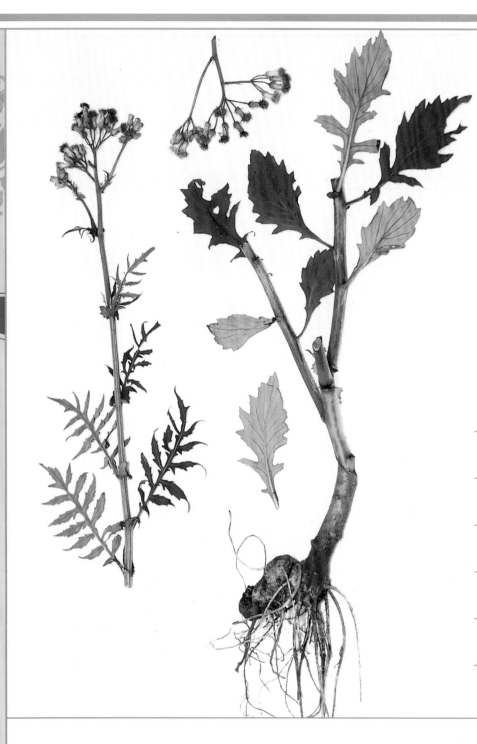

格诺头

彝药名：格诺头

意　译：包疮的药

汉药名：菊花三七

别　名：土三七

【彝医应用经验】

主　　治：肿瘤，风湿关节炎，跌打瘀肿。

用　　法：药用块根，肿瘤炖鸡吃，风湿关节炎、跌打瘀肿泡酒服。

用　　量：泡酒：30~50克，泡酒2000毫升，每天振摇2次，7天后服用，每天早晚各服1次，每次10~20毫升；炖鸡：20~30克，煮6小时，喝汤吃肉，不吃药渣。

文献记载：微苦，凉。有小毒。凉血止血，活血散瘀，消肿止痛。

文献来源：云南中草药选86页。

原 植 物：菊科菊三七属 *Gynura japonica* (Thunb.) Juel.

识别特征：多年生草本，高1~1.5米。块根肉质肥大。茎直立，幼时紫绿色，上部多分枝，具纵沟。基生叶大，多数倒卵形；茎生叶互生，羽状分裂。花黄色，头状花序多数，排列成疏伞房状，生于枝梢。瘦果线形。

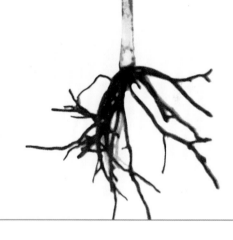

自 诺

彝药名：自 诺

意 译：治肺病的药

汉药名：蕨叶一枝蒿

别 名：阴地蕨

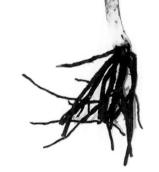

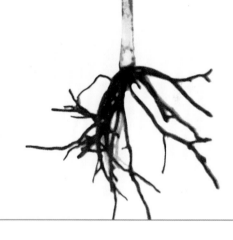

【彝医应用经验】

主 治：肺结核，肺气肿，肺癌，小儿肺炎。

用 法：全草入药，肺结核、肺气肿、肺癌研末兑水服，小儿肺炎煨水服。

用 量：生粉2~3克，煨服5~10克（小儿酌减）。

文献记载：微苦，凉。清热解毒，止咳化痰，滋补强壮。

文献来源：云南中草药选（续集）6页。

原 植 物：阴地蕨科阴地蕨属 *Botrychium ternatum* (Thunb.) Sw.

识别特征：多年生草本，高约20~50厘米，生于山间坡地及灌木林，全株肉质。根多数，簇生。叶基生，孢子叶细裂有长柄，孢子囊穗圆锥状。

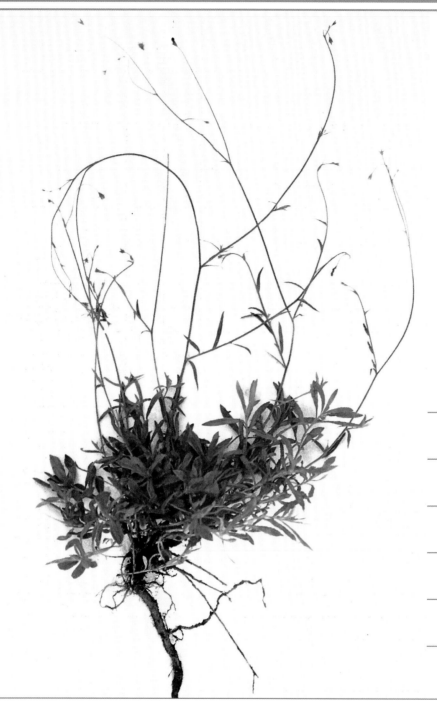

基木西丫

彝药名：基木西丫

意　译：皮肤有风毒的药

汉药名：蓝花参

别　名：细叶沙参

【彝医应用经验】

主　　治：阴虚咳嗽，血虚皮肤瘙痒，妇女产后缺乳，气虚带下，乳腺增生。

用　　法：全草入药，炖肉吃。

用　　量：50~100克。

文献记载：甘、微苦，温。止咳化痰，滋补强壮，凉血，止血。

文献来源：云南中草药选 620 页。

原 植 物：桔梗科蓝花参属 *Wahlenbergia marginata* (Thunb.) A. DC.

识别特征：多年生宿根草本。根细长，肉质，白色。茎直立或匍匐。基生叶丛生，基部被疏毛；茎生叶互生，细长，倒披针形或线状披针形。蓝色小花，钟形。蒴果倒圆锥形，熟时褐色。

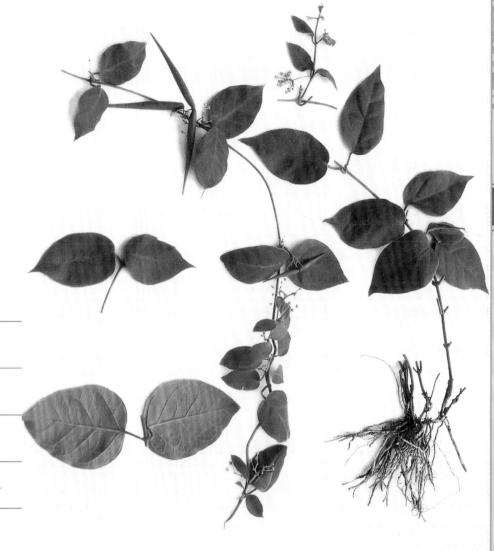

史　台

彝药名：**史　台**

意　译：**劳伤药**

汉药名：**老妈妈针线包**

别　名：**小白薇**

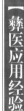

【彝医应用经验】

主　　治：感冒咳嗽，跌打瘀血肿痛，外伤疼痛。

用　　法：药用根，煨水服。

用　　量：20~30克，每天1剂。

文献记载：苦，温。散瘀，止痛，清凉镇静。

文献来源：云南中草药选（续集）53页。

原 植 物：萝藦科娃儿藤属 *Tylophora yunnanensis* Schltr.

识别特征：多年生缠绕草本，高50厘米至1米，有白色乳汁。根纤细，条状，簇生，白色。茎细弱，绿色。单叶对生，卵形，被短柔毛。聚伞花序腋生，常不规则，花绿紫色。蓇葖果。

81

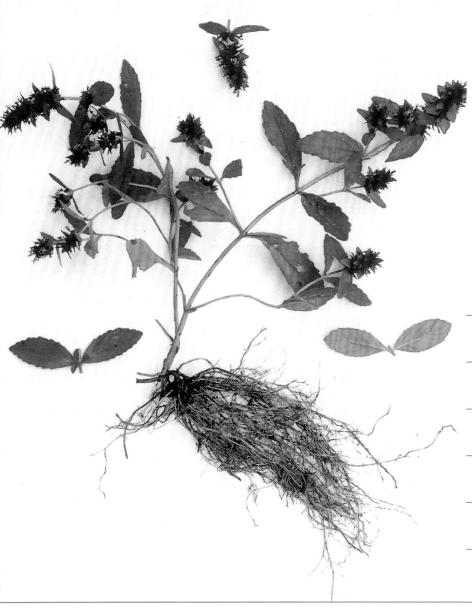

格嘎西（屋波诺）

彝药名： 格嘎西（屋波诺）

意　译： 包骨折

汉药名： 痢止蒿

别　名： 白毛夏枯草、筋骨草

主　　治：开放性、粉碎性骨折。

用　　法：全草入药，开放性、粉碎性骨折复位后，用鲜品捣烂外包，7天换药1次。

用　　量：视部位大小而定。

文献记载：辛、苦，凉。清热解毒，散瘀止痛。

文献来源：云南中草药（续集）592页。

原 植 物：唇形科筋骨草属 *Ajuga forrestii* Diels

识别特征：多年生草本，高20~40厘米，全株被柔毛。匍匐茎横走，在节上生有纤细的须根。单叶对生，卵圆形至卵状长圆形。花白色，唇形，多轮生于茎枝上部叶腋。

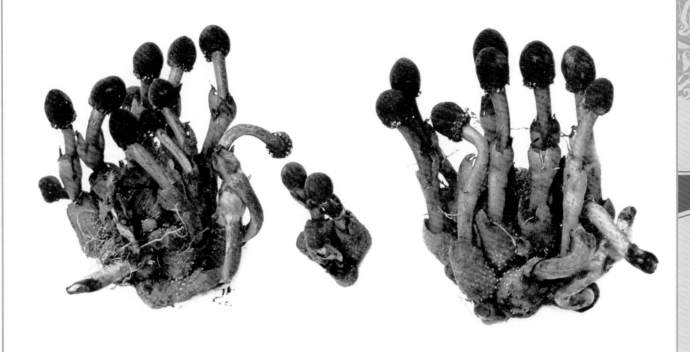

色补土

彝药名：色补土

意　译：补血的药

汉药名：鹿仙草

别　名：蛇菇

【彝医应用经验】

主　　治：慢性肾炎，膀胱炎，慢性肝炎及妇科慢性炎症。

用　　法：全草入药，煨水服。

用　　量：20~30克。

文献记载：苦、涩，温。壮阳补肾，健脾理气，止血。

文献来源：全国中草药汇编（下册1996年版）518页。

原 植 物：蛇菰科蛇菰属 *Balanophora involucrata* Hook. f.

识别特征：多年生寄生肉质菌体，高5~15厘米。根状茎肥厚，近球形，黄褐色。菌体黄红色。

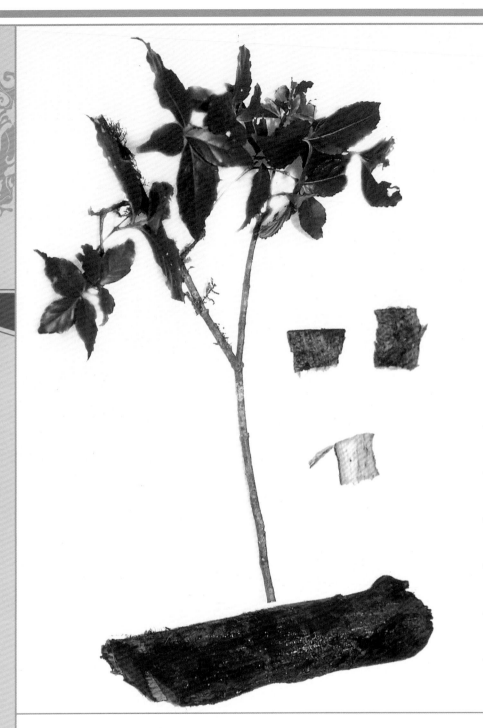

扎　赔

彝药名：扎　赔

意　译：解毒生肌的药

汉药名：绿皮杜仲

别　名：棉花杜仲

【彝医应用经验】

主　　治：筋骨损伤，乳腺炎。

用　　法：筋骨损伤用鲜根皮捣烂外包，乳腺炎用鲜嫩枝叶煎水服。

用　　量：鲜根皮50~100克，嫩枝叶30~50克。

文献记载：微涩，平。舒筋活络，止血生肌，接骨。

文献来源：云南中草药（续集）532页。

原 植 物：卫矛科卫矛属 *Euonymus fortunei* (Turcz.) Hand.-Mazz.

识别特征：常绿攀援灌木，高2~4米，生于海拔1600米以下的湿润阔叶林。小枝有棱。叶对生，革质。花黄绿色。蒴果球形。

页并朴

彝药名：页并朴

意　译：肚子胀疼的药

汉药名：罗锅底

别　名：雪　莲

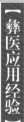

主　治：胃癌，直肠癌，消化道溃疡，肠炎痢疾，食积腹痛。
用　法：药用块根，胃癌、直肠癌、消化道溃疡研末兑水服，肠炎痢疾、食积腹痛煨水服。
用　量：生粉1~2克，每天早晚各服1次，煨服3~5克。
文献记载：苦，寒。清热解毒，消炎，镇痛。
文献来源：云南中草药选 412页。
原植物：葫芦科雪胆属 *Hemsleya macrosperma* C. Y. Wu ex C. Y. Wu et C. L. Chen
识别特征：多年生攀援草质藤本，长3~8米。块根球状扁圆形。指状复叶5~7片。腋生聚伞花序，
　　　　　黄色。

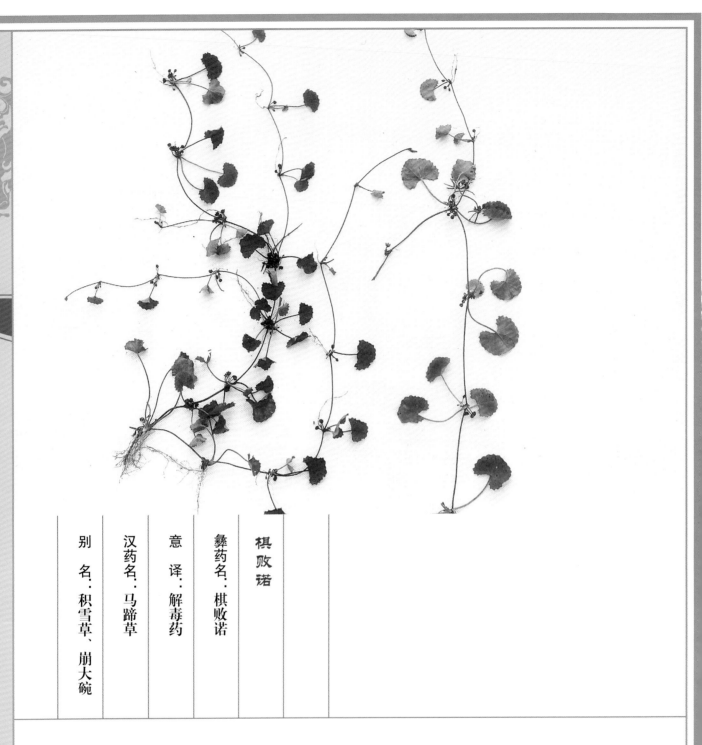

彝药名：棋败诺

意　　译：解毒药

汉药名：马蹄草

别　　名：积雪草、崩大碗

【彝医应用经验】

主　　治：食物中毒，农药中毒，膀胱炎，尿道炎，肾炎水肿。

用　　法：全草入药，食物中毒、农药中毒用鲜品捣烂开水冲服，膀胱炎、尿道炎、肾炎水肿煨水服。

用　　量：开水冲服50~100克，煨服30~50克。

文献记载：微苦，凉。清热解毒，利尿。

文献来源：云南中草药选140页。

原植物：伞形科积雪草属 *Centella asiatica* (L.) Urban

识别特征：多年生匍匐草本，高约10厘米。茎节上生根。叶基生，圆形，状似马蹄。花小，紫红色，伞形花序，腋生。果小，扁圆形，紫红色。

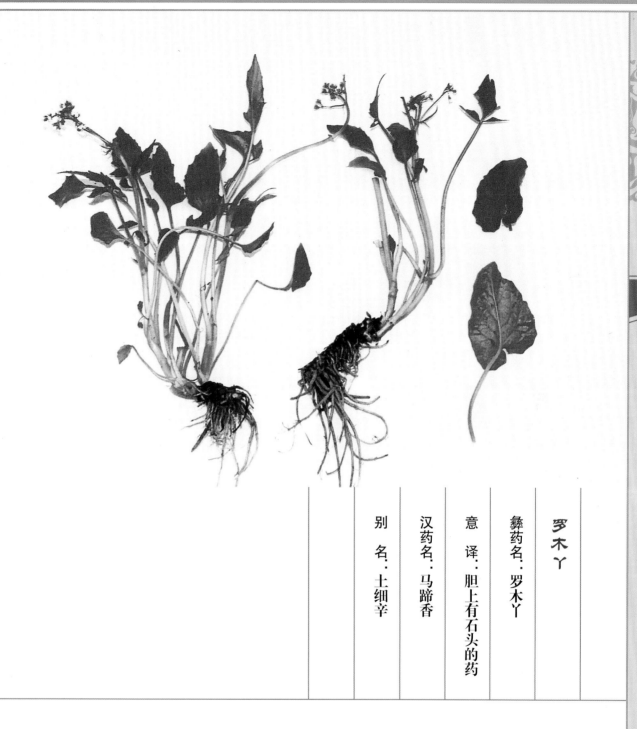

罗木丫

彝药名：罗木丫

意　译：胆上有石头的药

汉药名：马蹄香

别　名：土细辛

【彝医应用经验】

主　　治：食积腹胀，肝胆结石。

用　　法：药用块根，研末兑水服。

用　　量：食积腹胀1~2克，肝胆结石2~3克，每天早晚各服1次。

文献记载：辛、微苦，温。消食健胃，理气止痛，祛风解毒。

文献来源：全国中草药汇编（上册1996年版）933页。

原 植 物：败酱科缬草属 *Valeriana jatamansi* Jones [*V. wallichii* DC.]

识别特征：多年生草本，高50~70厘米，全株密被柔毛。根状茎横走，肥厚，粗大，黄褐色。基生叶丛生，卵状心形。小花顶生，聚伞花序，白色或紫色。瘦果扁平。

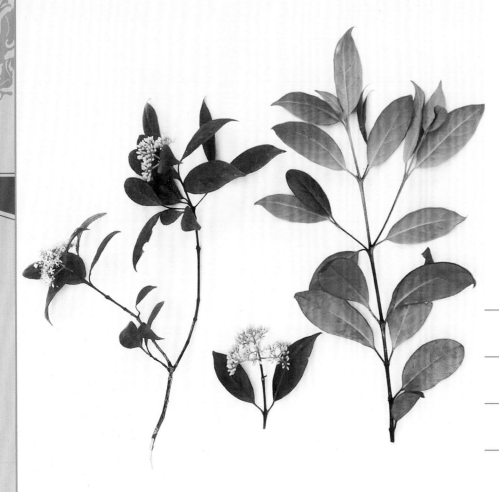

招到可起

彝药名：招到可起

意　译：发表药

汉药名：满山香

别　名：大香叶

【彝医应用经验】

主　治：外感寒热，头痛，身痛，鼻膜炎，鼻窦炎。

用　法：药用根、茎，煨水服。

用　量：20~30克。

文献记载：辛、甘、微苦，温。祛风除湿，理气止痛。

文献来源：丽江中草药408页。

原植物：忍冬科荚蒾属 *Viburnum cylindricum* Buch.–Ham. ex D. Don

识别特征：灌木或小乔木。茎皮有芳香味。单叶对生，叶片椭圆形，全缘，两面均无毛。花
　　　　　序顶生密集。果为核果，成熟时黑色。

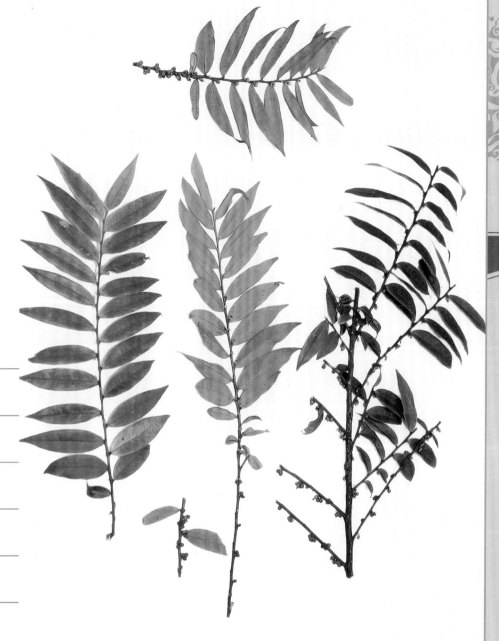

诺盖诺

彝药名：诺盖诺

意　译：治肝病的药

汉药名：毛果算盘子

别　名：痒树棵

【彝医应用经验】

主　　治：急慢性肝炎，肝脾肿大。
用　　法：药用根，煎水服。
用　　量：20~30克，每天1剂。
文献记载：淡、涩、平。解毒，利湿止痒。
文献来源：云南中草药选160页。
原 植 物：大戟科算盘子属 *Glochidion eriocarpum* Champ. ex Benth.
识别特征：小灌木，高0.5~1米。嫩枝密被淡黄色长柔毛。单叶互生，具短柄，叶片纸质，卵形
　　　　　或窄卵形，全缘。叶腋开黄绿色花。蒴果扁球形。

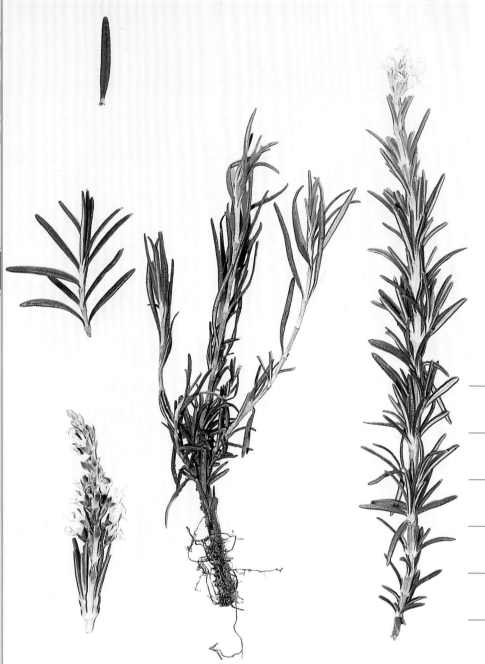

迷迭香

彝药名：迷迭香

意　译：治疗头痛的药

汉药名：迷迭香

别　名：艾菊、海洋之露、

万年志

【彝医应用经验】

主　　治：头痛，健胃，安神，发汗，也可治疗心血脑管方面的疾病。

用　　法：内服：煎汤；外用：浸水洗。

用　　量：4.5~9克。

文献记载：辛，温，平。无毒。

文献来源：中药大辞典（上册1977年版）1738页。

原 植 物：唇形科迷迭香属 *Rosmarinus officinalis* L.

识别特征：灌木，高达2米，全株具浓郁香。茎圆柱形，幼枝四棱形。叶丛生，叶片线性。花近无梗，对生，总状花序，花冠蓝紫色，裂片卵圆形，雄蕊2枚发育。

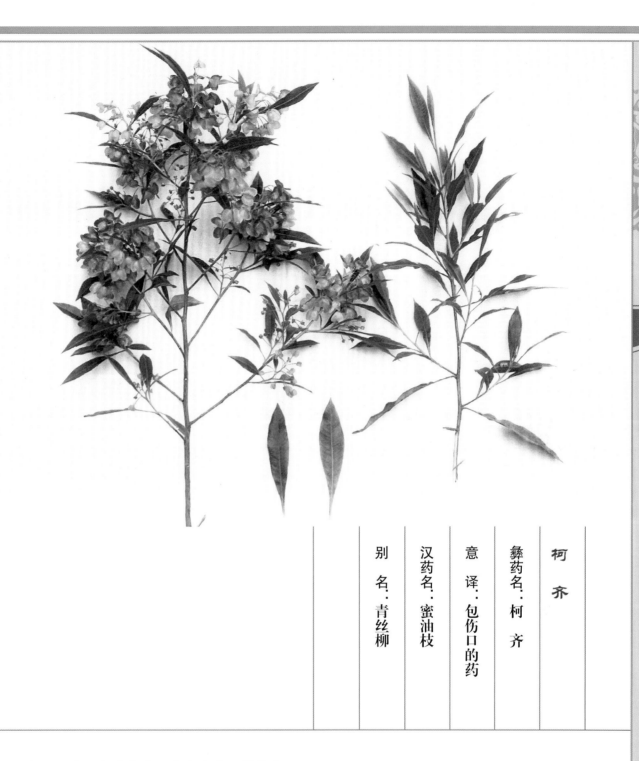

別　名：青丝柳

汉药名：蜜油枝

意　译：包伤口的药

彝药名：柯 齐

柯 齐

主　　治：皮肤瘙痒，疥癞疮癣，外伤出血。

用　　法：药用叶，皮肤瘙痒、疥癞疮癣用枝叶煎水洗，外伤出血用鲜叶捣烂外敷。

用　　量：100~200克，外敷适量。

文献记载：辛、微苦。有毒。解毒杀虫。

文献来源：云南天然药物（云南省药物研究所）。

原 植 物：无患子科车桑子属 *Dodonaea viscosa* (L.) Jacq.

识别特征：常绿小灌木，高2~3米。分枝多。叶互生，柳叶状披针形。翅果生于叶腋或枝端，黄色，
　　　　　　簇状。

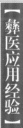

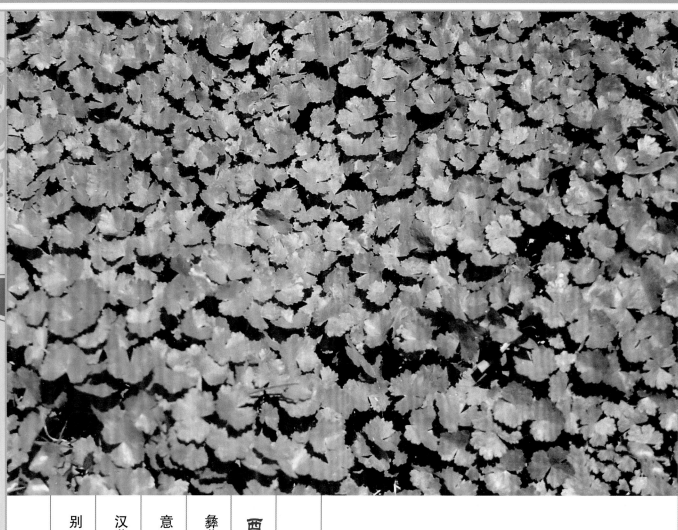

彝药本草

上卷

西配凉（则娃白）

彝药名：西配凉（则娃白）

意　译：叶子亮的解毒消肿药

汉药名：明镜草

别　名：天胡荽、金钱草

主　　治：疮疡肿毒，慢性肾炎，眼结膜炎。

用　　法：全草入药，煨水服，疮疡肿毒、眼结膜炎除服汤药外，再用鲜品捣烂外包。

用　　量：内服30~50克，外包适量。

文献记载：甘、淡、微辛，凉。清热利湿，祛痰止咳。

文献来源：全国中草药汇编（上册1996年版）169页。

原　植　物：伞形科天胡荽属 *Hydrocotyle sibthorpioides* Lam. [*H. rotundifolia* Roxb.]

识别特征：多年生匍匐小草本。茎细长，纤弱。白色须根。单叶互生，叶片圆形或肾形。绿白色或淡红紫色小花，圆头状伞形花序，单一腋生。双悬果扁平，略呈心脏形。

92

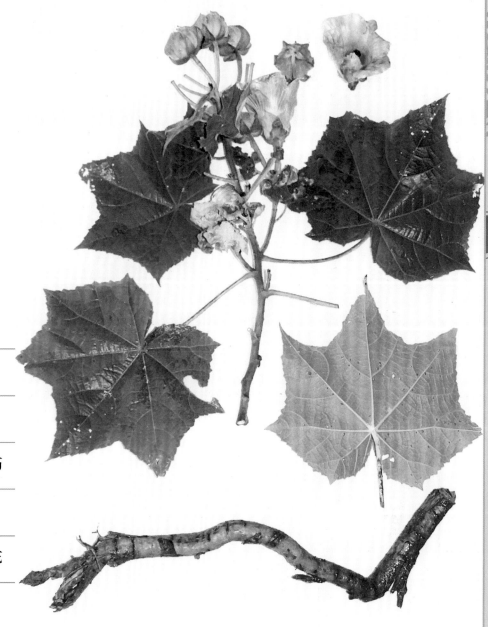

黑布渣

彝药名： 黑布渣

意　译： 治肚子有包块的药

汉药名： 木芙蓉

别　名： 芙蓉花、打破碗花

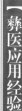

主　　治： 直肠癌，子宫肌瘤，卵巢肿瘤，痔疮出血，皮肤生黄水疮溃烂不收口。

用　　法： 根、叶、花入药，直肠癌、子宫肌瘤、卵巢肿瘤用根炖猪大肠、猪尿泡吃，痔疮出血用花蒸鸡蛋吃，黄水疮溃烂不收口用叶研末香油调搽患处。

用　　量： 根50~100克，花每次2朵，叶适量。

文献记载： 苦、甘，寒。清肺，凉血，散热，消肿。

文献来源： 全国中草药汇编（上册1996年版）178页。

原 植 物： 锦葵科木槿属 *Hibiscus mutabilis* L.

识别特征： 落叶灌木或小乔木，高2~4米，生于海拔2000米以下向阳山坡，全株被星状短柔毛。叶互生阔卵形，掌状3~5裂，边缘有波状钝齿，叶面、叶背有星状茸毛。花簇生于枝端，花瓣粉红色。

93

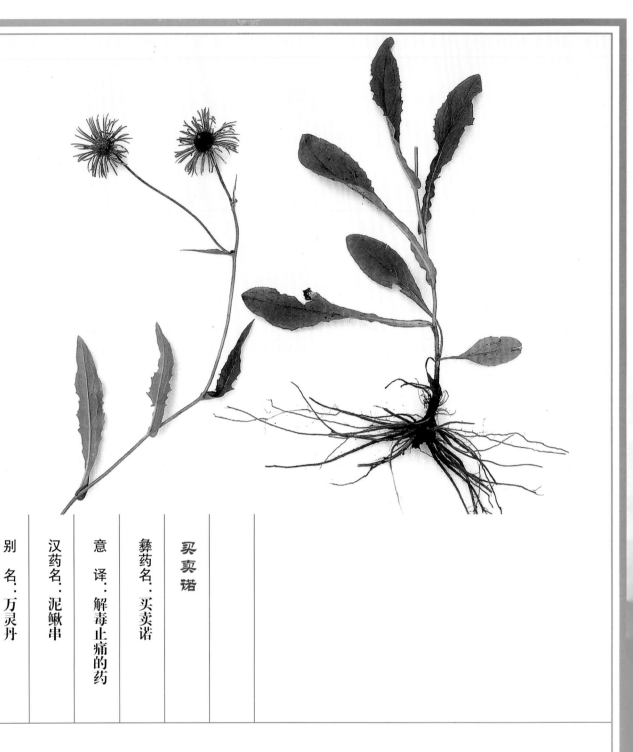

买荬诺

彝药名：买荬诺

意　译：解毒止痛的药

汉药名：泥鳅串

别　名：万灵丹

【彝医应用经验】

主　　治：外感寒热，支气管炎，咳嗽，急、慢性肠胃炎，皮肤风疹。

用　　法：全草入药，煨水服。

用　　量：20~30克。

文献记载：苦、辛，温。调经活血，健胃消食。

文献来源：文山中草药378页。

原植物：菊科马兰属 *Kalimeris indica* (L.) Sch.–Bip.

识别特征：多年生草本。茎高20~30厘米，绿紫色。单叶互生，倒卵形、椭圆形或披针形。头状花序顶生，边缘蓝色，中间黄色。瘦果扁平。

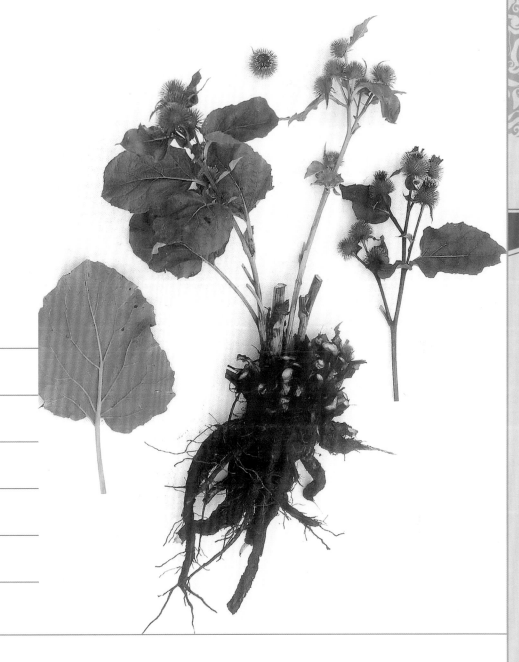

涩瓜台

彝药名：涩瓜台

意　译：干瘦病的药

汉药名：牛　蒡

别　名：大力子

95

【彝医应用经验】

主　　治：妇科慢性炎症，妇女干血痨。
用　　法：药用根，炖鸡吃。
用　　量：50~100克。
文献记载：辛、苦，寒。清热解毒，疏风利咽。
文献来源：云南天然药物图鉴113页。
原 植 物：菊科牛蒡属 *Arctium lappa* L.
识别特征：二年生草本，高1~1.5米。上部分枝多。基生叶丛生，茎生叶互生。叶片广卵形或
　　　　　心脏形。头状花序丛生，着生于枝端，白色冠毛，花柱细长。瘦果略呈弯曲长倒卵
　　　　　形，灰褐色。

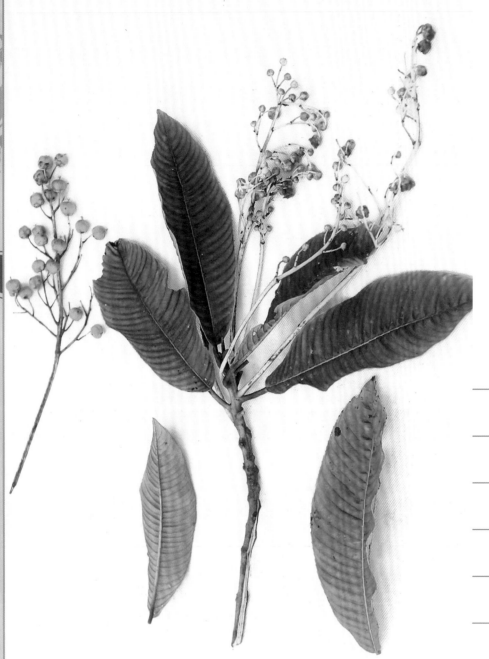

姐黑诺

彝药名：姐黑诺

意　译：果果酸的药

汉药名：牛嗓管果

别　名：鼻涕果

【彝医应用经验】

主　　治：外感咳嗽，慢性气管炎，肺痨咳嗽。

用　　法：药用根、茎皮、果，煨水服。

用　　量：20~30克。

文献记载：甘、微涩，平。活血散瘀。

文献来源：云南中草药选 190页。

原 植 物：猕猴桃科水东哥属 *Saurauia tristyla* DC. var. *hekouensis* C. F. Liang et Y. S. Wang

识别特征：常绿小乔木，高3~5米。茎多分枝，褐色，中空，状如牛嗓管。单叶互生，革质，长圆形。花阔钟形，粉红色，圆锥花序腋生。果圆球形，红褐色，浆果状，熟时发黏如鼻涕状。

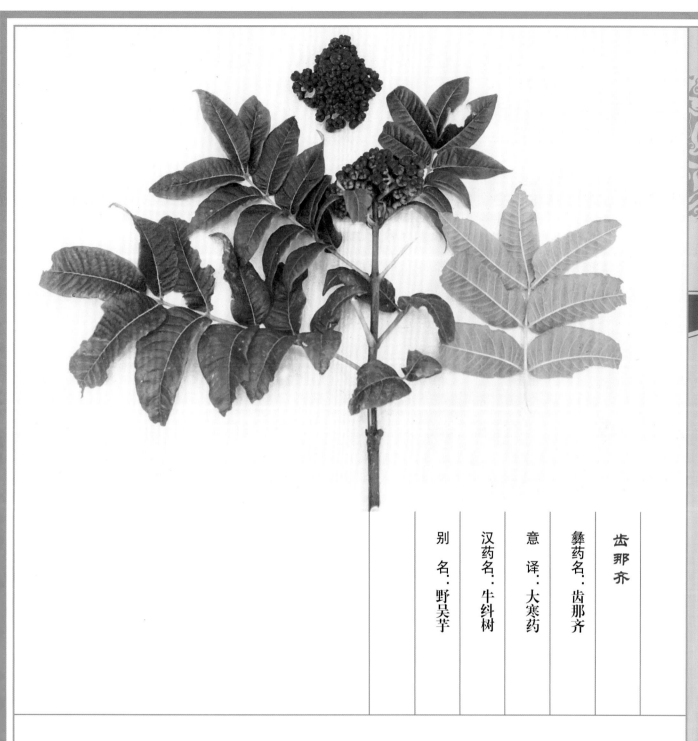

齿那齐

彝药名：齿那齐

意　译：大寒药

汉药名：牛纠树

别　名：野吴芋

【彝医应用经验】

主　　治：肝硬化腹水，肠梗阻腹胀。

用　　法：药用根、果，煨水服，肝硬化腹水用根，肠梗阻腹胀用果实。

用　　量：根10~20克，果实3~5克。

文献记载：苦、辛，温。温中散寒，祛风镇痛，舒筋理气。

文献来源：云南中草药选（续集）112页。

原 植 物：芸香科吴茱萸属 *Evodia trichotoma* (Lour.) Pierre

识别特征：常绿乔木，高2~4米。树皮褐色，有白色斑点。叶对生，奇数羽状复叶；小叶5~9
　　　　　片，卵形或卵状披针形。顶生圆锥花序。聚合果棕黑色。

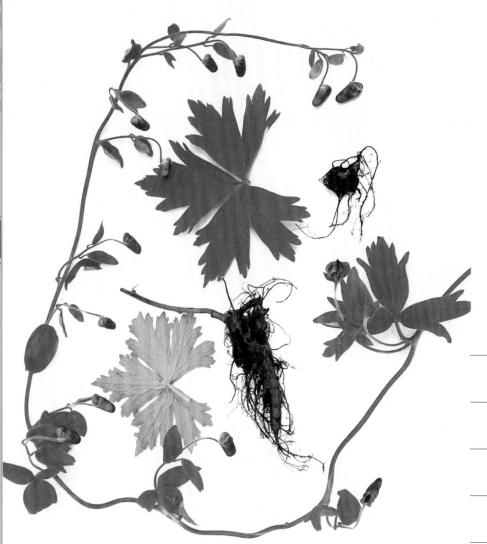

蓝督拉

彝药名：蓝督拉

意　译：大毒药

汉药名：弩箭药

别　名：独头红草乌

【彝医应用经验】

主　治：跌打瘀血肿痛，颈椎、腰椎骨质增生。

用　法：泡酒外搽，切忌内服。

用　量：10~20克。

文献记载：苦、辛麻，温。剧毒。祛风散寒，除湿止痛。

文献来源：云南中草药选414页。

原植物：毛茛科乌头属 *Aconitum vilmorinianum* Kom.

识别特征：多年生草质藤本，长2~3米。根圆柱形。单叶互生，草质，三角状卵圆形。圆锥花序，蓝紫色。蓇葖果。

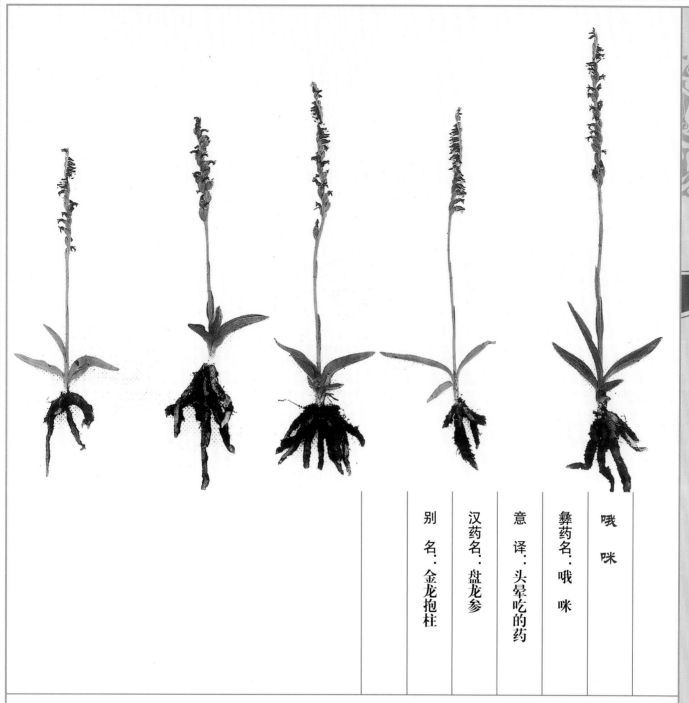

彝药名：哦咪

意　译：头晕吃的药

汉药名：盘龙参

别　名：金龙抱柱

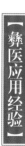

【彝医应用经验】

主　　治：头昏头晕，小儿疳积。

用　　法：药用全草，头昏头晕炖鸡吃，小儿疳积蒸鸡肝吃。

用　　量：20~30克，小儿酌减。

文献记载：甘、淡，平。滋阴补肾，补中益气，凉血解毒。

文献来源：云南中草药选（续集）454页。

原 植 物：兰科绶草属 *Spiranthes sinensis* (Pers.) Ames

识别特征：多年生小草本，高15~20厘米。纺锤形肉质根，黄白色。基生叶带状披针形。穗状花序呈螺旋状扭曲，花淡红色。

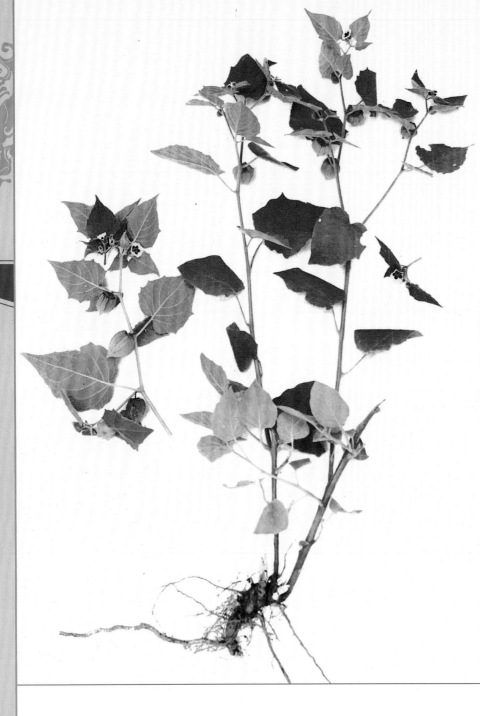

嘟舍花

彝药名：嘟舍花

意　译：花像灯笼

汉药名：炮仗果

别　名：灯笼草

【彝医应用经验】

主　　治：肾炎水肿，神经性耳鸣。
用　　法：全草入药，煨水服。
用　　量：20~30克。
文献记载：甘、酸，寒。清热解毒，散瘀消肿。
文献来源：云南中草药选（续集）372页。
原 植 物：茄科酸浆属 *Physalis peruviana* L.
识别特征：一年生草本，高达1.5米。茎下部木质，嫩茎柔软，淡绿色，被细柔毛。单叶互生，常二枚聚生，心脏形。单花腋生，花冠轮状，淡黄色。浆果球形。

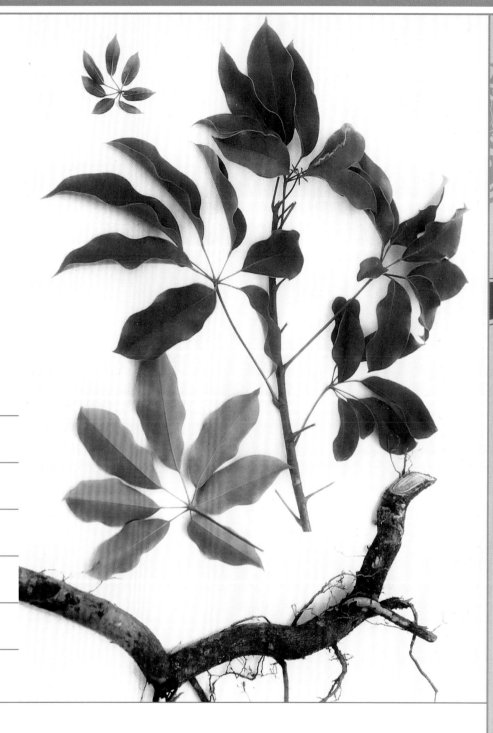

圭 手（丕邹）

彝药名： 圭 手（丕邹）

意 译： 跌打外包的药

汉药名： 七叶莲

别 名： 龙爪树

【彝医应用经验】

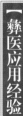

主 治： 跌打骨折，风湿肿痛。

用 法： 药用根皮、茎皮及鲜叶，根皮泡酒服，茎皮及鲜叶捣烂外包。

用 量： 泡酒50~100克，外包适量。

文献记载： 甘、淡，温。止痛消肿，舒筋活络。

文献来源： 云南中草药选6页。

原 植 物： 五加科鹅掌柴属 *Schefflera venulosa* (Wight et Arn.) Harms

识别特征： 常绿小乔木，高3~5米。树皮灰白色，枝条粗壮，绿色，有黄色皮孔。掌状复叶互生。花白色，芳香，圆锥花序顶生。浆果球形，成熟时暗紫色。

彝药本草 上卷

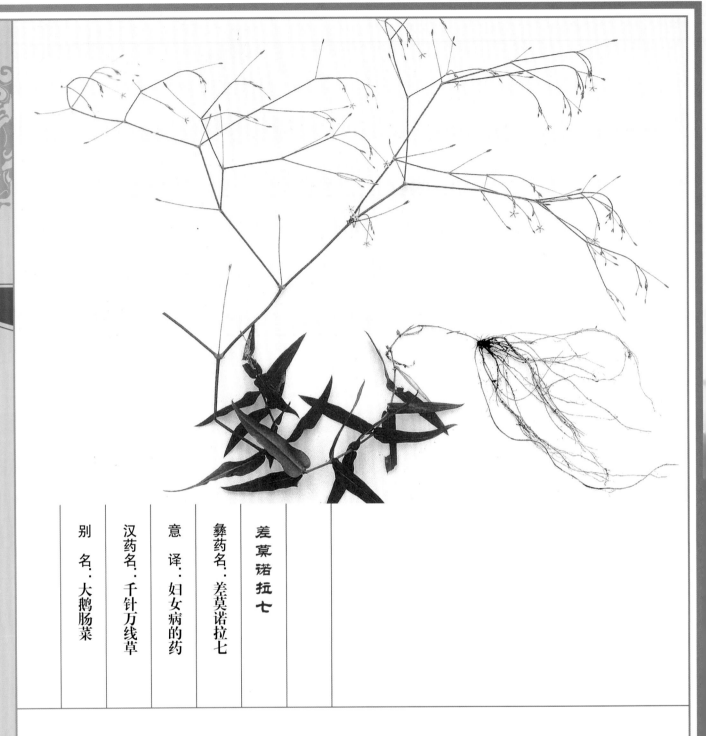

差莫诺拉七

彝药名：差莫诺拉七

意　译：妇女病的药

汉药名：千针万线草

别　名：大鹅肠菜

【彝医应用经验】

主　治：产后缺乳，赤白带下，月经不调，妇科慢性炎症。

用　法：全草入药，产后缺乳、月经不调炖猪脚吃，赤白带下、妇科慢性炎症煨水服。

用　量：50~100克。

文献记载：甘，微温。接骨，调经，补肾。

文献来源：云南中草药选116页。

原植物：石竹科繁缕属 *Stellaria yunnanensis* Franch.

识别特征：多年生宿根草本，高30~70厘米。黄棕色肉质根，细长。茎斜生。单叶对生，无柄，披针形或卵状披针形。小花白色。

忽　诺

彝药名： 忽　诺

意　译： 除风湿的药

汉药名： 秦　艽

别　名： 萝卜艽、大秦艽

【彝医应用经验】

主　　治： 痛风，类风湿关节肿大，头痛，牙痛，神经痛，久咳不止。

用　　法： 全草入药，痛风、类风湿关节肿大泡酒内服、外搽，头痛、牙痛、神经痛煨水服，久咳不止炖猪心肺吃。

用　　量： 泡酒50~100克，煨服20~30克，炖服30~50克。

文献记载： 辛、苦，平。祛风除湿，退虚热。

文献来源： 云南中草药选（续集）383页。

原　植　物： 龙胆科龙胆属 *Gentiana crassicaulis* Duthie ex Burk.

识别特征： 多年生草本，高40厘米。根圆锥形，肉质，斜生，常分叉。根茎短，其上分枝。单叶对生，草质，长圆形。花黄色或蓝紫色。蒴果卵珠状。

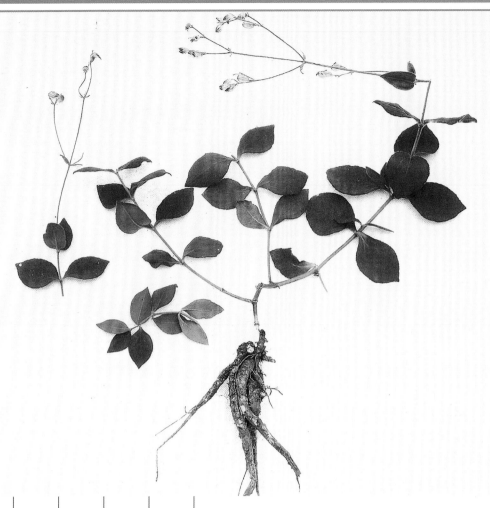

彝药名：挤衣格诺

挤衣格诺

意　译：关节痛的药

汉药名：青骨藤

别　名：瓦草

【彝医应用经验】

主　　治：风寒闭肺，久咳不愈，寒凝筋络，周身疼痛。

用　　法：药用根，煨水服。

用　　量：10~20克，每天1剂。

文献记载：苦、辛，凉。有小毒。镇痛，止血，清热，利水，通窍。

文献来源：云南中草药选378页。

原　植　物：石竹科绳子草属 *Silene asclepiadea* France.

识别特征：多年生草本。根圆锥形，肉质，常数个簇生。单叶对生，卵圆形。聚伞花序，顶生白色花。

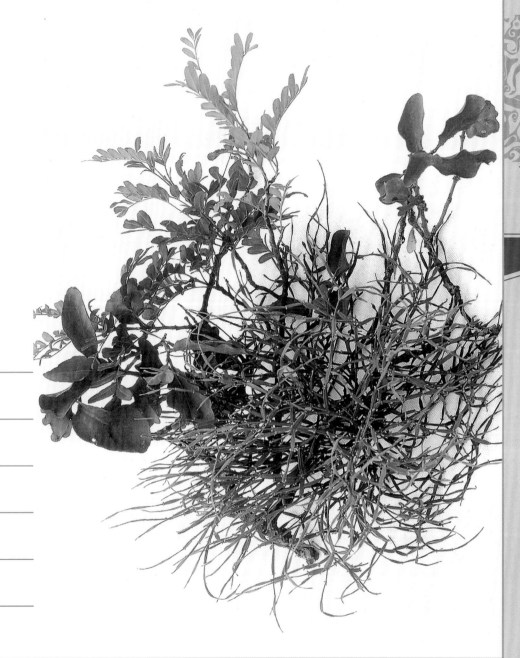

黑波丝那

彝药名： 黑波丝那

意　译： 治肿瘤的药

汉药名： 青香子母树

别　名： 螃蟹脚

主　　治：胃癌，肝癌。

用　　法：用青香子母树寄生，研末兑水服。

用　　量：2~3克，每天2次。

文献记载：苦，平。祛风除湿，舒筋活络。

文献来源：云南中草药选（续集）522页；云南中草药（续集）366页。

原 植 物：漆树科黄连木属 *Pistacia weinmannifolia* J. Poisson ex Franch.

识别特征：常绿小灌木，高4~5米。羽状复叶互生，小叶厚革质，全缘，瓜子形。总状花序。
　　　　　核果熟时紫红色。

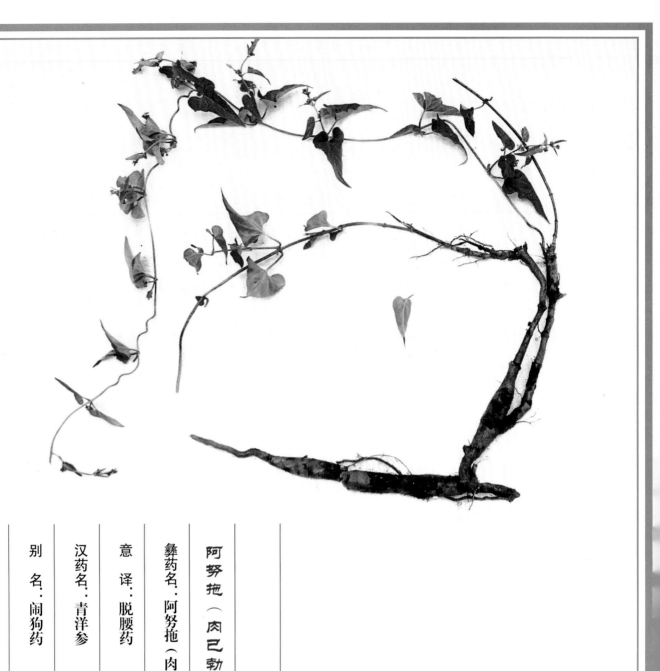

阿努拖（肉己勃齐）

彝药名：阿努拖（肉己勃齐）

意　译：脱腰药

汉药名：青洋参

别　名：闹狗药

【彝医应用经验】

主　治：腰膝酸软，四肢无力，关节疼痛，头风眩晕。

用　法：药用根，炖鸡吃。

用　量：30~50克。

文献记载：甘、辛，温。有小毒。补肾，祛风除湿，解毒镇痉。

文献来源：全国中草药汇编（上册1996年版）491页。

原 植 物：萝藦科鹅绒藤属 *Cynanchum otophyllum* Schneid.

识别特征：多年生缠绕草本，长2~5米。根圆柱形，肥大，外皮黄褐色，内面白色，折断有
　　　　　乳液。单叶对生，叶片三角状卵圆形。黄绿色小花，伞形花序腋生。蓇葖果。

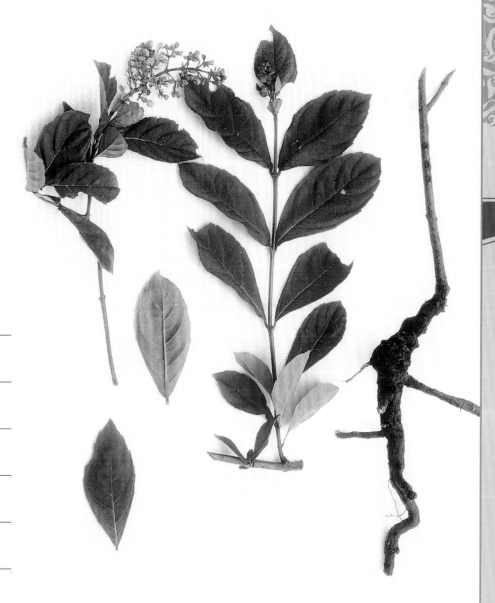

屋诺起

彝药名：屋诺起

意　译：退烧的药

汉药名：三台花

别　名：三对节

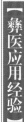

【彝医应用经验】

主　　治：流感，流行性脑膜炎。

用　　法：全株入药，煨水服。

用　　量：20~30克。

文献记载：苦，凉。截疟，消炎，杀菌，清热解毒。

文献来源：云南中草药选 18页。

原 植 物：马鞭草科大青属 *Clerodendrum serratum* (L.) Moon var. *amplexifolium* Moldenke

识别特征：直立小灌木，高1~2米。根灰褐色。枝绿色。三叶轮生，长倒卵形。顶生圆锥花序，花粉红色。核果球形。

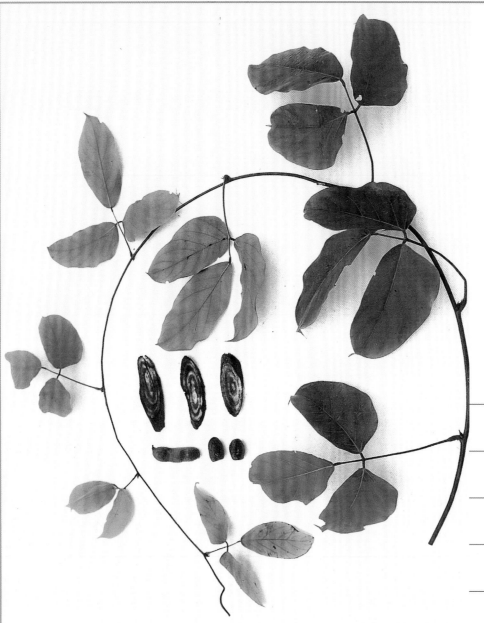

三叶士布

彝药名：三叶士布

意　译：生血的药

汉药名：三叶鸡血藤

别　名：大血藤、密花豆

【彝医应用经验】

主　治：冠心病，脑萎缩，中风瘫痪，妇女不孕。
用　法：红色茎藤研末兑水服。
用　量：3~5克，每天2次。
文献记载：涩，温。调经，活血，补血，活络。
文献来源：云南中草药选（续集）204页。
原 植 物：豆科密花豆属 *Spatholobus suberectus* Dunn
识别特征：攀援木质大藤本，高5~10米，生于山坡阔叶林。三出复叶互生，具长柄，革质，
　　　　　小叶长椭圆形或卵圆形。圆锥花序，顶生或腋生，蝶形花冠白色。荚果扁圆形。

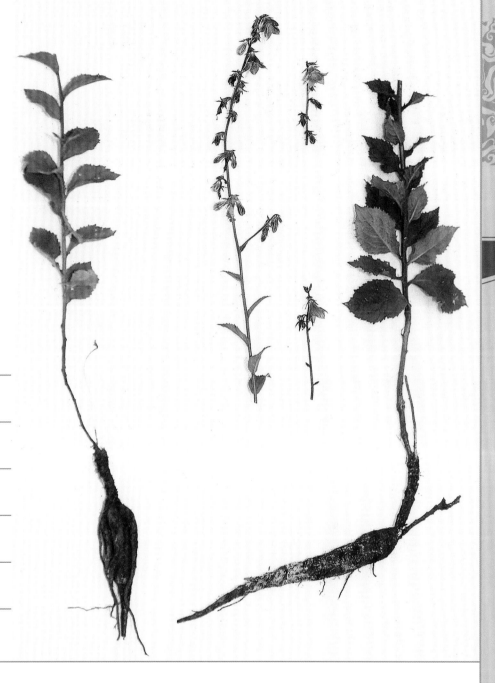

飞布

彝药名：飞布

意译：补肺的药

汉药名：沙参

别名：泡参

主　　治：肺结核，慢性支气管炎。

用　　法：全草研末，生蜂蜜为膏，兑水服。

用　　量：每次服蜜膏5~10克，每天早晚各服1次。

文献记载：甘淡，微寒。养阴润肺，益气生津。

文献来源：云南中草药414页。

原 植 物：桔梗科沙参属 *Adenophora khasiana* (Hook. f.& Thomson) Oliv. ex Collett & Hemsl.

识别特征：宿根草本，高80~100厘米，多生于山坡草地，全株具乳汁。主根圆锥形。茎直立。单叶互生，卵状椭圆形或披针形。圆锥花序，顶生，花淡蓝色。蒴果，椭圆形。

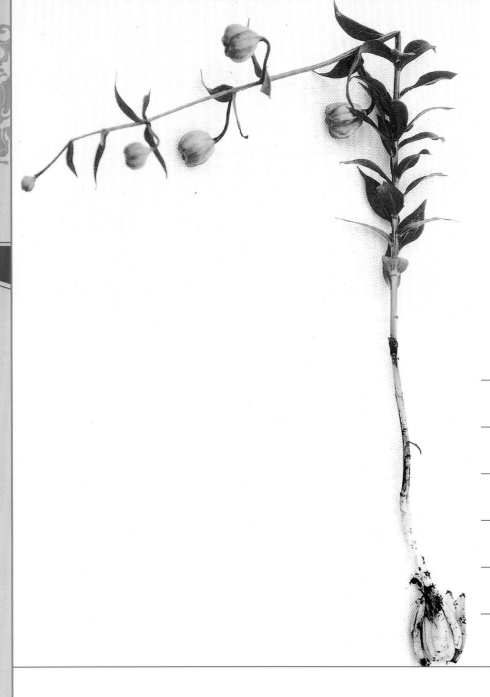

越布格

彝药名：越布格

意　译：心慌的药

汉药名：山百合

别　名：老鸦蒜

【彝医应用经验】

主　　治：心慌心悸，咳嗽痰多，皮肤瘙痒，疮疡肿毒。

用　　法：药用地下鳞茎，心慌心悸煨红糖水吃，咳嗽痰多煮猪心肺吃，皮肤瘙痒、疮疡肿毒炖猪肚吃。

用　　量：50~100克。

文献记载：甘、淡，凉。润肺止咳，清热安神。

文献来源：云南中草药选504页。

原 植 物：百合科百合属 *Lilium brownii* F. E. Br. ex Miellez var. *viridulum* Baker

识别特征：多年生草本，高达1米。鳞茎白色或棕褐色，肥厚。茎圆柱形，绿色，下部带紫色。叶互生，披针形至椭圆状披针形。花黄白色，漏斗状。蒴果卵圆形。

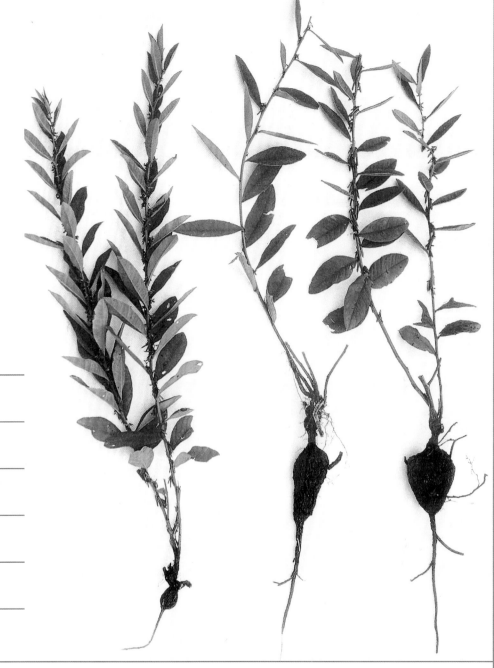

乌拍打

彝药名： 乌拍打

意　译： 肠子不通的药

汉药名： 山草果

别　名： 鸡心矮陀陀

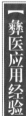彝药本草　上卷

【彝医应用经验】

主　　治： 食积腹痛，大便热结，肠梗阻。

用　　法： 全草煨水服。

用　　量： 20~30克。

文献记载： 甘、涩，平。健胃，收敛，止痛。

文献来源： 云南中草药选 538页。

原 植 物： 豆科鸡心薯属 *Eriosema himalaicum* Ohashi

识别特征： 多年生直立草本，高10~20厘米。块根肥大，纺锤形至近球形，外皮褐色。茎多分枝，密被稀疏棕色长柔毛。单叶互生，长圆形或线状长圆形。花黄色，总状花序腋生。荚果肾形。

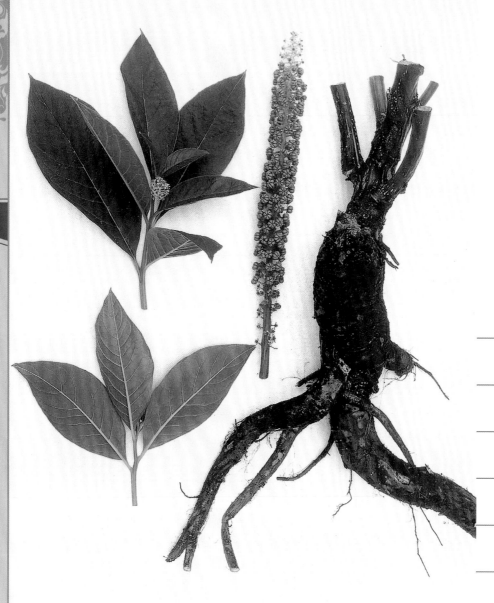

衣竹园

彝药名：衣竹园

意　译：治肿病的药

汉药名：商　陆

别　名：野萝卜

【彝医应用经验】

主　　治：肝硬化腹水，肾炎水肿，疮疡肿毒。
用　　法：根入药，肝硬化腹水、肾炎水肿煮猪肚子吃，疮疡肿毒煨水服（水煎2小时），
　　　　　并用鲜叶捣烂外包。
用　　量：20~30克，外包用鲜叶适量。
文献记载：苦，寒。有小毒。清热解毒，利尿消肿。
文献来源：云南中草药选（续集）460页。
原 植 物：商陆科商陆属 *Phytolacca acinosa* Roxb.
识别特征：多年生草本，高达1.5米。有粗大的肉质根，主根圆锥形，下分多数条根，表面
　　　　　浅黄色，内部白色。叶互生，长椭圆形。总状花序顶生。浆果。

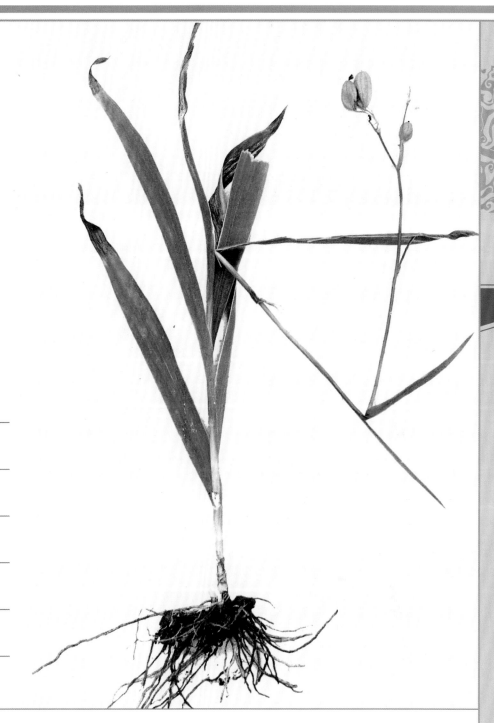

椰舍土

彝药名：椰舍土

意　译：黄　药

汉药名：射　干

别　名：扁　竹

主　　治：慢性肝炎，胆囊炎，咽喉炎，疮疡肿毒。

用　　法：根入药，煨水服。

用　　量：20~30克。

文献记载：苦，寒。有小毒。清热解毒，止咳定喘。

文献来源：文山中草药 428页。

原 植 物：鸢尾科射干属 *Belamcanda chinensis* (L.) Redouté

识别特征：多年生直立草本，高50~80厘米。地下有鲜黄色匍匐根茎，须根多。叶多数直立，扁平剑形。顶生二歧状疏散的伞房花序，花橙色。蒴果三角状倒卵形至长椭圆形，种子多枚，红褐色。

113

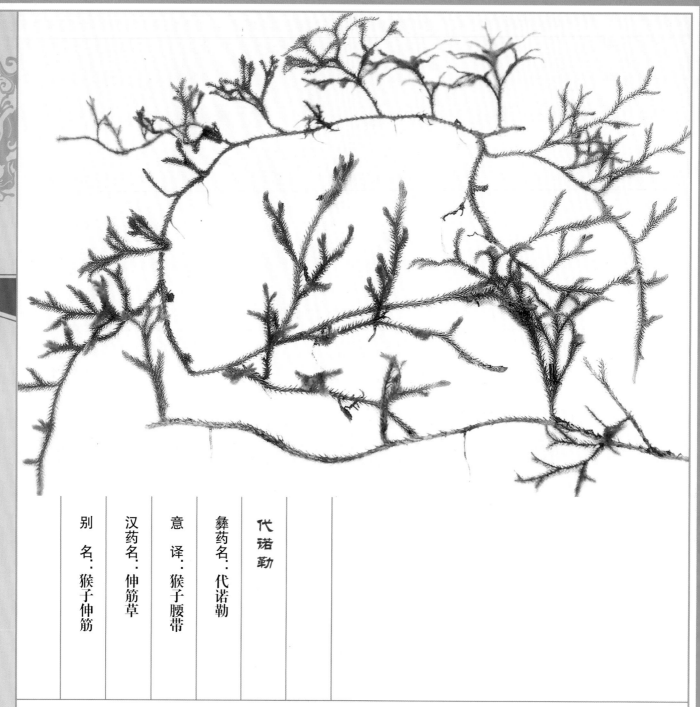

代诺勒

彝药名：代诺勒

意　　译：猴子腰带

汉药名：伸筋草

别　名：猴子伸筋

【彝医应用经验】

主　　治：四肢麻木，肾结石，膀胱结石。

用　　法：茎叶入药，四肢麻木泡酒服，结石研末兑水服。

用　　量：泡酒100~150克，研末服3~5克，每天1次。

文献记载：辛、甘，平。驱风除湿。

文献来源：玉溪中草药 355页。

原植物：石松科藤石松属 *Lycopodiastrum casuarinoides* (Spring) Holub ex Dixit

识别特征：匍匐草本，长约1~3米。茎细长，分枝繁多。小枝上的叶尖披针形变化大，绿黄色。孢子叶穗圆柱形。

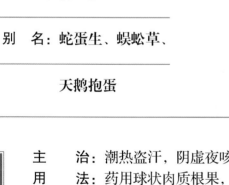

滋克西

彝药名：**滋克西**

意　译：**晚上咳嗽的药**

汉药名：**肾　蕨**

别　名：**蛇蛋生、蜈蚣草、**

天鹅抱蛋

【彝医应用经验】

主　　治：潮热盗汗，阴虚夜咳。

用　　法：药用球状肉质根果，研末拌蜂蜜蒸2小时后服用。

用　　量：10~20克。

文献记载：甘、淡、微涩，凉。清热解毒，除湿利尿，润肺止咳，软坚消积。

文献来源：云南中草药选（续集）334页。

原　植　物：骨蕨科肾蕨属 *Nephrolepis auriculata* (L.) Trimen

识别特征：多年生蕨类植物，高30~60厘米。根状茎直立，被鳞片，具黄棕色绒毛。叶簇生，

　　　　　披针形，一回羽状。根状茎下生有无数卵状球形肉质块茎。

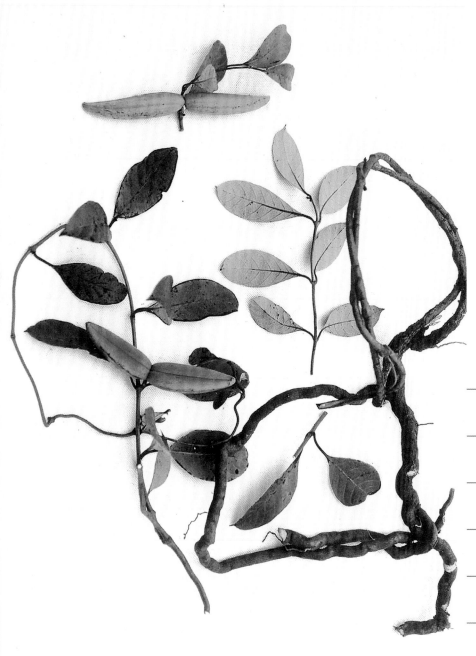

学土勒

| 彝药名：学土勒 |
| 意　译：又香又通气的药 |
| 汉药名：生　藤 |
| 别　名：通气香 |

【彝医应用经验】

主　　治：外感寒热，头痛身痛，腹胀腹痛，消化不良。

用　　法：药用根、茎，煨水服。

用　　量：20~30克。

文献记载：甘，温。发散风寒，舒筋活络，温胃止痛。

文献来源：云南中草药 268页。

原 植 物：萝藦科须药藤属 *Stelmatocrypton khasianum* (Benth.) H. Baill.

识别特征：攀援藤本。茎浅棕色，皮部有许多突起物，茎与根有香气。单叶对生，长椭圆形。聚伞花序腋生，花小，黄白色。大蓇葖果，木质，长椭圆形。

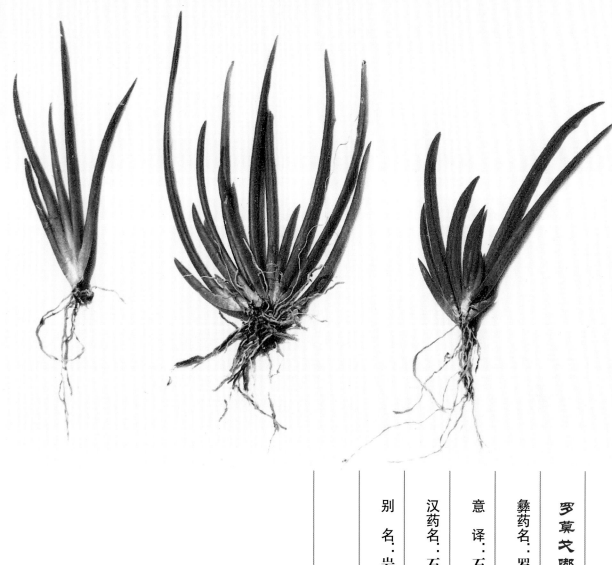

罗莫戈嘟刀

彝药名：罗莫戈嘟刀

意　译：石头上的解毒药

汉药名：石　葱

别　名：岩　葱

【彝医应用经验】

主　　治：解菌子中毒，农药中毒，草乌中毒。
用　　法：全草入药，鲜品捣汁冲开水服。
用　　量：50~100克。
文献记载：辛、微苦，温。消炎，利尿。
文献来源：云南中草药选338页。
原 植 物：兰科鸢尾兰属 *Oberonia myosurus* (Forst.f.) Lindl.
识别特征：多年生肉质草本，高10~15厘米，生于海拔3000米以下背阴湿润石灰岩上或树干上。叶自基部丛生，肉质，线状长圆形，深绿色。小花白色。果小，卵珠形。

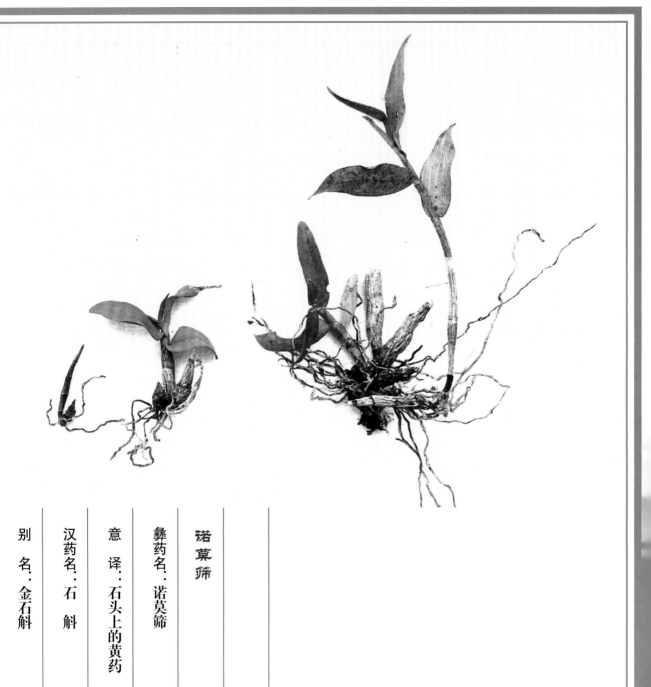

诺莫筛

彝药名：诺莫筛

意 译：石头上的黄药

汉药名：石斛

别 名：金石斛

【彝医应用经验】

主 治：神衰体虚，慢性肝炎，胆囊炎。

用 法：药用全草，神衰体虚炖鸡吃，慢性肝炎、胆囊炎煨水服。

用 量：30~50克。

文献记载：甘淡，微寒。滋阴养胃，生津止咳。

文献来源：全国中草药汇编（上册1996年版）255页。

原 植 物：兰科石斛属 *Dendrobium nobile* Lindl.

识别特征：多年生附生草本，高30~50厘米。茎丛生，直立，多节。叶多生于茎端，长圆状披针形，近革质。花白色，花瓣卵状椭圆形。

涩花六

彝药名： 涩花六

意　译： 山上的花椒

汉药名： 石椒草

别　名： 石胡椒、石芫荽

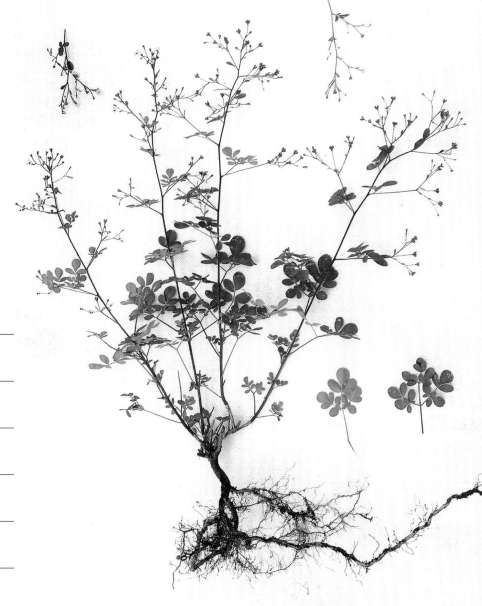

主　　治： 口腔溃疡，咽喉肿痛，皮肤瘙痒。

用　　法： 全草入药，煨水服。

用　　量： 20~30克。

文献记载： 苦、辣，温。有小毒。走经络，止胸膈气痛，冷寒攻心，胃气疼痛，腹胀，发散疮毒。

文献来源： 中药大辞典（上册1977年版）616页。

原 植 物： 芸香科石椒草属 *Boenninghausenia sessilicarpa* Lévl.

识别特征： 多年生常绿草本，高30~60厘米，全株有浓郁气味。主根木质，外皮黄色。茎直立。叶为二回羽状复叶。花白色，聚伞花序。种子肾形，黑褐色。

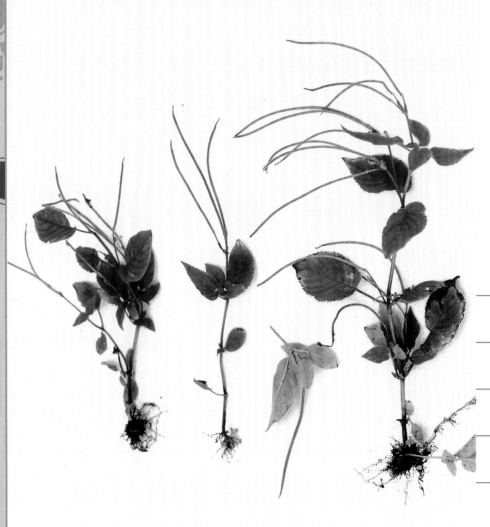

爷勒白

彝药名：爷勒白

意　译：大脖子病的药

汉药名：石头菜

别　名：石吊兰、石豇豆

【彝医应用经验】

主　　治：甲状腺肿大，肾炎水肿。

用　　法：药用全草，煮水豆腐吃。

用　　量：50~100克。

文献记载：苦、微涩，平。清热解毒，消肿止痛，健脾燥湿。

文献来源：云南中草药（续集）206页。

原 植 物：苦苣苔科大苞苣苔属 *Anna ophiorrhizoides* (Hemsl.) Burtt et Davidson

识别特征：附生常绿肉质草本，高20~30厘米。叶互生，长椭圆状披针形。淡紫色花。蒴果线状长镰形。

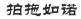

拍拖如诺

彝药名：拍拖如诺

意　译：解毒凉药

汉药名：树萝卜

别　名：树葫芦、树允袋

【彝医应用经验】

主　　治：疝气，子宫下坠，肿瘤。

用　　法：药用根，疝气、子宫下坠炖鸡吃，肿瘤研末兑水服。

用　　量：炖鸡1~2个，生粉3~5克，每天1~2次。

文献记载：涩、淡，凉。散瘀止痛，利尿消肿。

文献来源：全国中草药汇编（下册1996年版）414页。

原 植 物：杜鹃花科树萝卜属 *Agapetes mannii* Hemsl. [*A. yunnanensis* Franch.]

识别特征：多年生常绿附生小灌木，常生长于深箐阔叶林的老树干上。根肥大，外皮棕褐色，纺锤形或串珠状。茎高30~100厘米。单叶互生，革质。

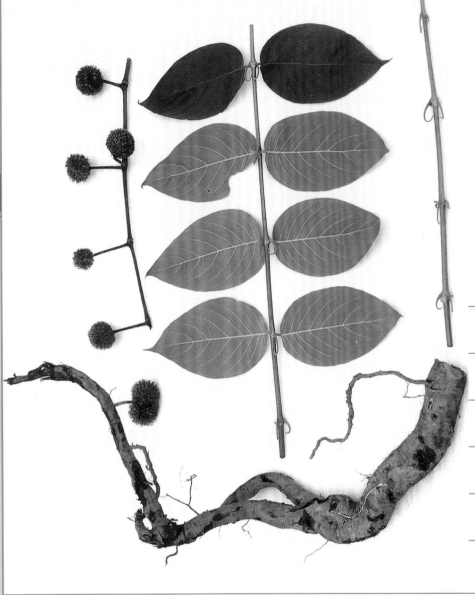

鹰爪风

彝药名：鹰爪风

意　译：眩晕药

汉药名：双钩藤

别　名：大风药

【彝医应用经验】

主　　治：外感风寒表症，关节疼痛，头目眩晕，皮肤风疹，持续低热不退。
用　　法：全草煨水服。
用　　量：20~30克。
文献记载：微辛，平。驱风，镇静，除湿，解热，平肝，调经。
文献来源：玉溪中草药178页。
原 植 物：茜草科钩藤属 *Uncaria lancifolia* Hutchins.
识别特征：攀援大藤本，高6~10米。茎枝有褐色粗毛，节上有双钩。叶对生，革质，宽椭圆形或长椭圆形。头状花序圆球形。蒴果有长柄，纺锤形。

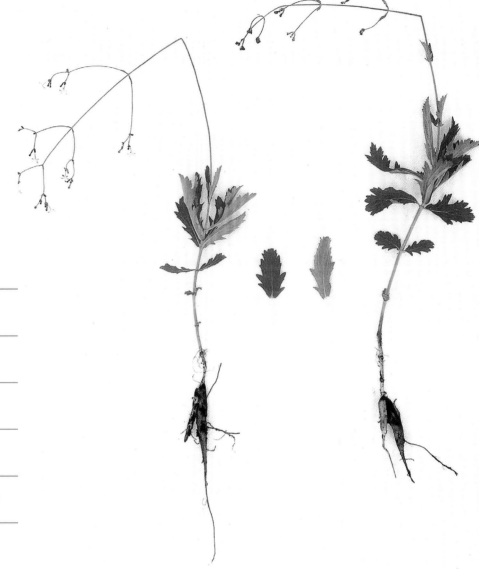

擦补丫

彝药名：擦补丫

意　译：不会生育的药

汉药名：双　参

别　名：子母参、对对参

【彝医应用经验】

主　　治：心悸失眠，男女不育，神衰体虚。

用　　法：根入药，炖鸡吃。

用　　量：30~50克。

文献记载：甘、微苦，温。补血，活血，补气。

文献来源：云南中草药选176页。

原　植　物：川续断科双参属 *Triplostegia grandiflora* Gagnep.

识别特征：多年生草本，高达50厘米。根纺锤形，肉质，黄白色，成对生长。单叶对生，卵圆形。小花白色。

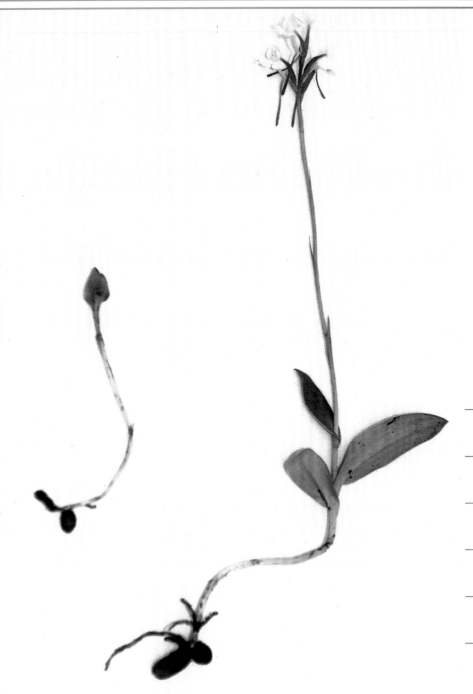

舌 诺

彝药名：舌 诺

意 译：腰杆酸疼的药

汉药名：双肾参

别 名：岩 蒜

【彝医应用经验】

主 治：肾虚腰痛，小儿遗尿，妇女白崩。

用 法：药用根、果，肾虚腰痛炖猪腰子吃，小儿遗尿炖猪尿泡吃，妇女白崩炖鸡吃。

用 量：30~50克，小儿酌减。

文献记载：甘、淡，平。舒筋活血，补中益气，补腰肾。

文献来源：玉溪中草药176页。

原 植 物：兰科斑叶兰属 *Goodyera brachystegia* Hand.–Mazz.

识别特征：一年生草本，高20~50厘米。根二枚并生，长卵形。茎直立。基生叶1~2片广卵形。花冠白色。

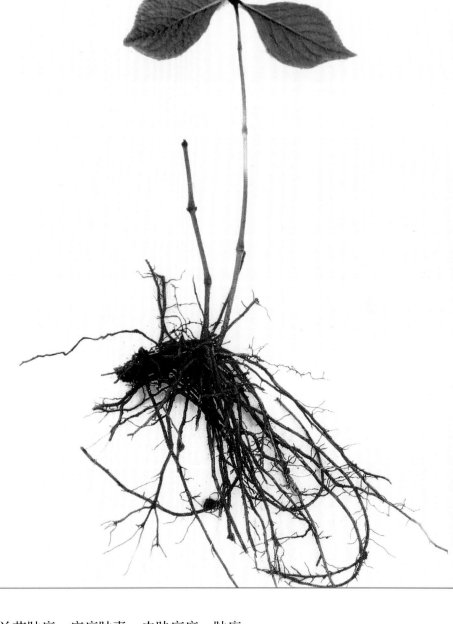

泥匹挨

彝药名：泥匹挨

意　译：四个叶子的攮毒药

汉药名：四块瓦

别　名：伤风败毒药

【彝医应用经验】

主　治：风湿疼痛，关节肿痛，疮疡肿毒，皮肤瘙痒，肿瘤。
用　法：全草入药，煨水服。
用　量：30~50克。
文献记载：微苦涩，温。有清香。祛风除湿，舒筋活血，止痛。
文献来源：昆明民间常用草药 78页。
原植物：金粟兰科金粟兰属 *Chloranthus holostegius* (Hand–Mazz.) Pei et Shan
识别特征：多年生草本，高50~100厘米。茎直立，单生。单叶对生或四叶轮生，长卵圆形。穗状花序，黄绿色小花。

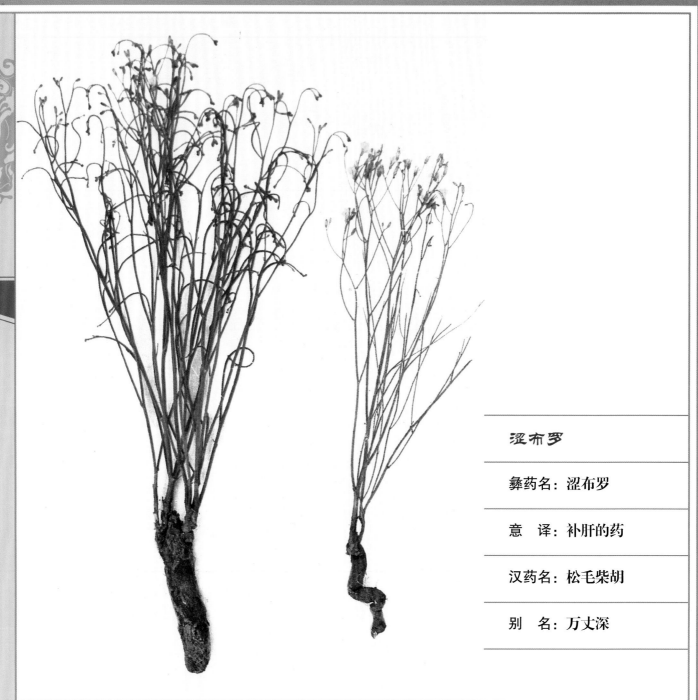

涩布罗

彝药名：涩布罗

意　译：补肝的药

汉药名：松毛柴胡

别　名：万丈深

【彝医应用经验】

主　　治：外感寒热，头痛身痛，食欲不振，小儿疳积。

用　　法：全草入药，外感寒热、头痛身痛用茎叶煨水服，食欲不振、小儿疳积用根研末蒸鸡蛋吃。

用　　量：茎叶30~50克，根3~5克。

文献记载：微甘、苦，凉。润肺，止咳，清热，解毒，消食理气，催乳。

文献来源：云南中草药选 122页。

原 植 物：菊科还阳参属 *Crepis lignea* (Vaniot) Babcock

识别特征：多年生草本，全草含白色乳汁。根垂直向下，入地很深，故称"万丈深"。茎直立丛生，高20~35厘米，分枝极多，绿色，有棱。叶退化为鳞片状。黄色头状花序，着生于枝顶。瘦果小，顶端有白色冠毛。

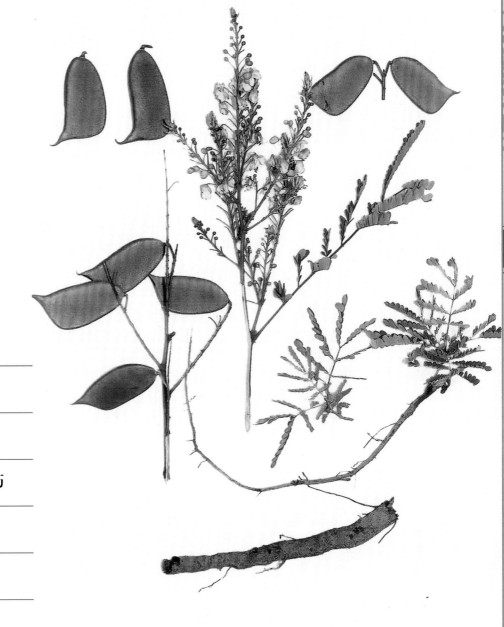

呢西倮诺

彝药名：呢西倮诺

意　译：红木头劳伤药

汉药名：苏　木

别　名：苏方木

【彝医应用经验】

主　治：心脉不通，心慌心悸，跌打劳伤，疮痈肿毒。
用　法：心脉不通、心慌心悸用茎枝煨水服，跌打劳伤、疮痈肿毒用根或茎材水煎、兑水酒服。
用　量：茎枝20~30克，根或茎材10~20克。
文献记载：甘、咸，平。收敛止血，行血破瘀，祛痰，止痛，散风消肿。
文献来源：云南中草药选（续集）266页。
原 植 物：豆科云实属 *Caesalpinia sappan* L.
识别特征：落叶小乔木，高2~4米。树皮灰褐色，小枝及树皮具皮刺，树干心材红色。二回羽状复叶互生。圆锥花序，黄色花。荚果倒卵矩形。

127

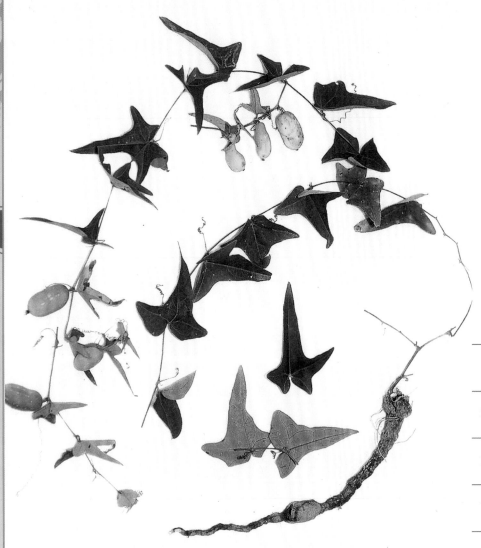

国噻衣嘎

彝药名： 国噻衣嘎

意　译： 果果可以吃的解毒药

汉药名： 天花粉

别　名： 老鼠黄瓜

【彝医应用经验】

主　　治： 肺结核，咳吐脓血，疝气偏坠。

用　　法： 药用根，肺结核用生粉1000克，蜂蜜2000克炼蜜为膏调水服，疝气偏坠用根煨水服。

用　　量： 蜜膏每次5克，每天1次，煨服10~20克。

文献记载： 甘、苦、微涩，凉。清热除湿，拔毒生肌。

文献来源： 云南中草药选 292页。

原 植 物： 葫芦科茅瓜属 *Solena amplexicaulis* (Lam.) Gandhi

识别特征： 落叶草质缠绕藤本，长1~2米。块根肉质肥厚，成薯状。单叶互生，三角状卵形至掌状分裂。花腋生，白色，花冠短钟状。浆果卵状椭圆形。

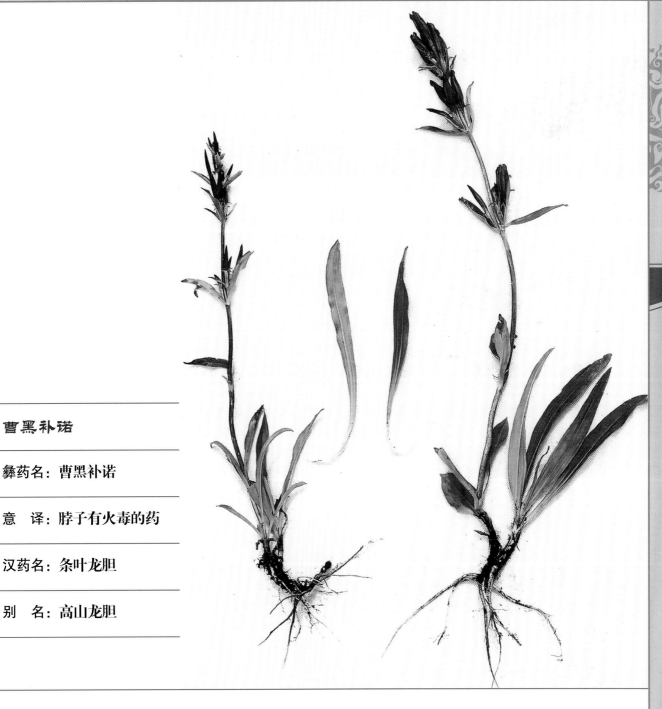

曹黑补诺

彝药名：曹黑补诺

意　译：脖子有火毒的药

汉药名：条叶龙胆

别　名：高山龙胆

【彝医应用经验】

主　治：急慢性咽炎，食道癌。

用　法：全草入药，急慢性咽炎煨水服，食道癌研末兑水服。

用　量：煨服20~30克，研末服2~3克。

文献记载：苦，寒。清肝胆，除湿热，健胃。

文献来源：全国中草药汇编（下册1996年版）195页。

原 植 物：龙胆科龙胆属 *Gentiana algida* Pall.

识别特征：多年生草本，高35~60厘米。根茎短，根长可达25厘米，淡棕黄色。茎直立，粗壮，通常不分枝，粗糙。叶对生，无柄。花冠深蓝色至蓝色，钟状。蒴果长圆形。

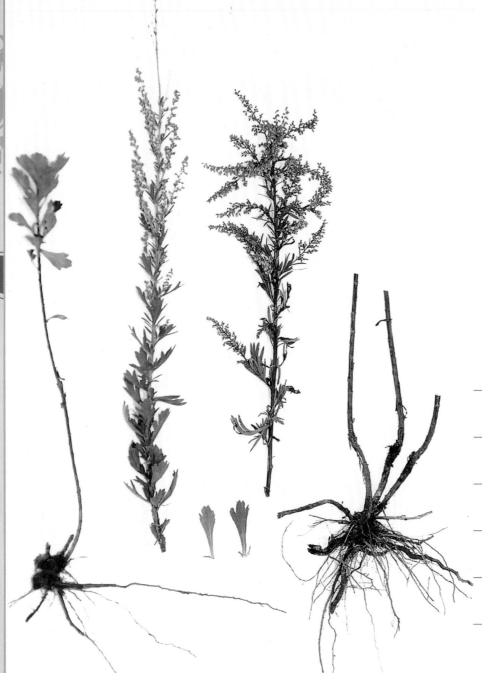

石学诺（二可依卡）

彝药名：石学诺（二可依卡）

意　译：发痧、肚子疼的药

汉药名：铁　蒿

别　名：牡蒿、青蒿

【彝医应用经验】

主　　治：急性肠胃炎，胆绞痛，肾绞痛。

用　　法：全草入药，鲜品捣烂冲开水服。

用　　量：30~50克。

文献记载：苦，寒。清热凉血，退虚热，解暑。

文献来源：全国中草药汇编（上册1996年版）494页。

原植物：菊科蒿属 *Artemisia annua* L.

识别特征：一年生草本，高40~150厘米，全株具辛味。茎直立，具纵条纹，多分枝，光滑无毛。基生叶平铺地面，开花时凋谢；茎生叶互生。小黄花，头状花序细小，球形。瘦果椭圆形。

朵基诺

彝药名：朵基诺

意　译：马蜂叮的药

汉药名：铁扫把

别　名：夜关门

【彝医应用经验】

主　　治：马蜂及毒虫叮咬，肠炎痢疾。

用　　法：全草入药，马蜂及毒虫叮咬煨水内服、外洗，肠炎痢疾用茎尖嫩枝叶煨水服。

用　　量：20~30克。

文献记载：甘、淡，凉。清热解毒，行气止痛。

文献来源：云南中草药选 464页。

原　植　物：豆科胡枝子属 *Lespedeza cuneata* G. Don

识别特征：半直立亚灌木。茎圆柱形，有细条纹，棕褐色，多分枝。叶互生，三出复叶。花淡黄色，有紫斑，总状花序腋生。荚果斜卵形。

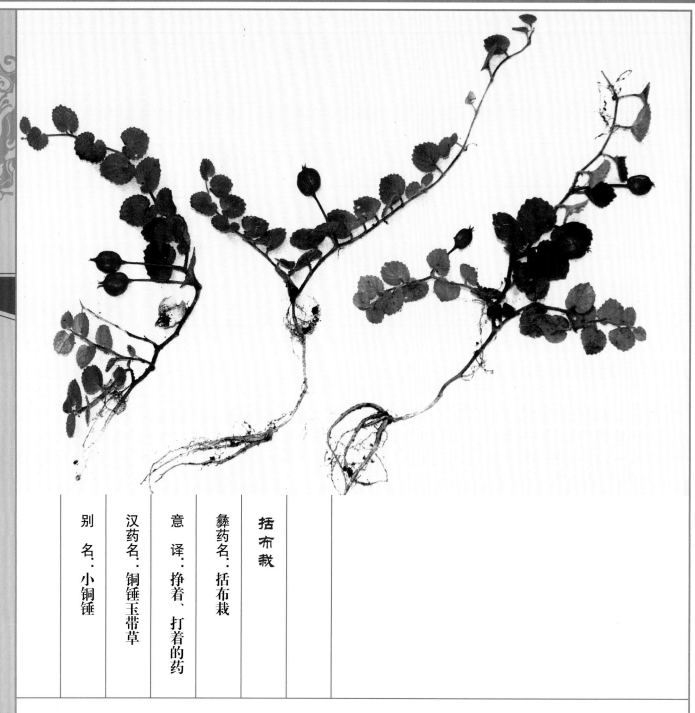

彝药名：括布栽

意　译：挣着、打着的药

汉药名：铜锤玉带草

别　名：小铜锤

【彝医应用经验】

主　　治：跌打瘀血肿痛，闪腰岔气不能转侧，外伤小便尿血。

用　　法：全草入药，跌打瘀血肿痛泡酒服，闪腰岔气、小便尿血煨水服。

用　　量：泡酒50~100克，煨服30~50克。

文献记载：甘、淡，温。活血祛瘀，除风利湿。

文献来源：云南中草药 732页。

原　植　物：桔梗科铜锤玉带属 *Pratia nummularia* (Lam.) A. Br. et Aschers.

识别特征：匍匐草本，长30~50厘米，生于山间荒坡林下草丛中。须根较多，茎圆形，紫绿色，节处生不定根。单叶互生，圆形或心状卵圆形。花小，淡紫色。浆果长椭圆形，紫蓝色。

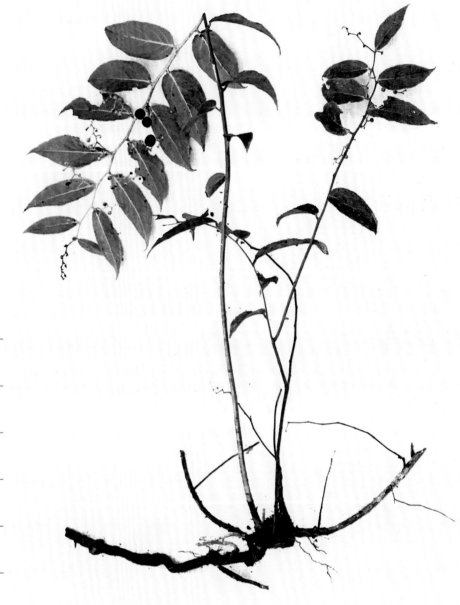

突涩突西（借麦凶）

彝药名：突涩突西（借麦凶）

意　译：通血、通气的药

汉药名：透骨草

别　名：满山香

主　治：四肢麻木，头痛，咳嗽，阳痿。

用　法：四肢麻木用根泡酒服，头痛咳嗽用叶煎水服，阳痿用果实炖羊腰子吃。

用　量：泡酒50克，煎服30克，果实20克（炖羊腰子1对）。

文献记载：苦、涩，温。气香。祛风除湿，活络止痛。

文献来源：红河中草药302页。

原植物：杜鹃花科白珠树属 *Gaultheria leucocarpa* Bl.var. *crenulata* (Kurz) T. Z. Hsu

识别特征：常绿小灌木，高约30~100厘米。小枝红绿色。单叶互生，近革质，揉之有浓郁香味。浆果球形，熟时黑褐色。

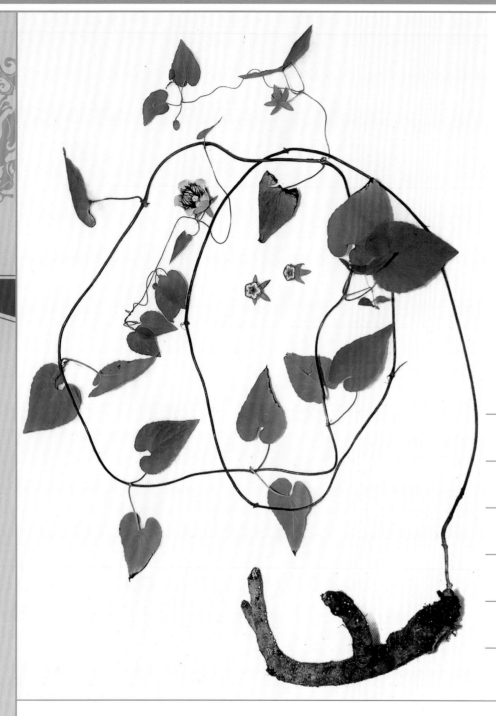

哦泥哩

彝药名：哦泥哩

意　译：没力气的药

汉药名：土党参

别　名：金钱豹

【彝医应用经验】

主　　治：病后体虚，产后缺乳，血虚风燥，皮肤瘙痒。

用　　法：全草入药，炖猪蹄吃。

用　　量：50~100克。

文献记载：甘，平。补中益气，润肺生津。

文献来源：红河中草药 424页。

原 植 物：桔梗科金钱豹属 *Campanumoea javanica* Bl.

识别特征：多年生缠绕草本，高0.5~1.5米，全株有白色乳汁。根纺锤形，黄白色，肉质。叶对生，卵状心形。花冠黄绿色。果半圆球形，紫黑色。

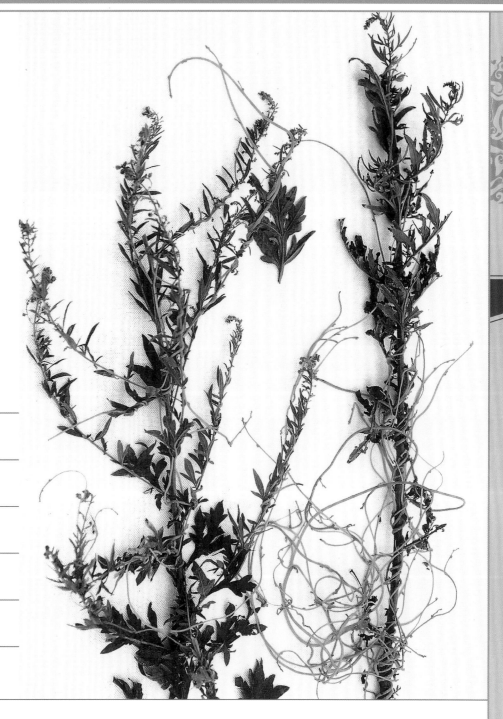

差莫四（们依是）

彝药名： 差莫四（们依是）

意　译： 妇女有包块的药

汉药名： 菟丝子

别　名： 无娘藤

【彝医应用经验】

主　治： 子宫肌瘤，卵巢瘤。

用　法： 全草入药，研末兑水服。

用　量： 2~3克，每天早晚各服1次。

文献记载： 甘、苦，平。清热，凉血，利水，解毒。

文献来源： 中药大辞典（下册1977年版）2005页。

原　植　物： 旋花科菟丝子属 *Cuscuta chinensis* Lam.

识别特征： 附生草质藤本。茎肉质，黄褐色，纤细而长，分枝多，常缠绕于其他植物上。小花白色。蒴果球形。

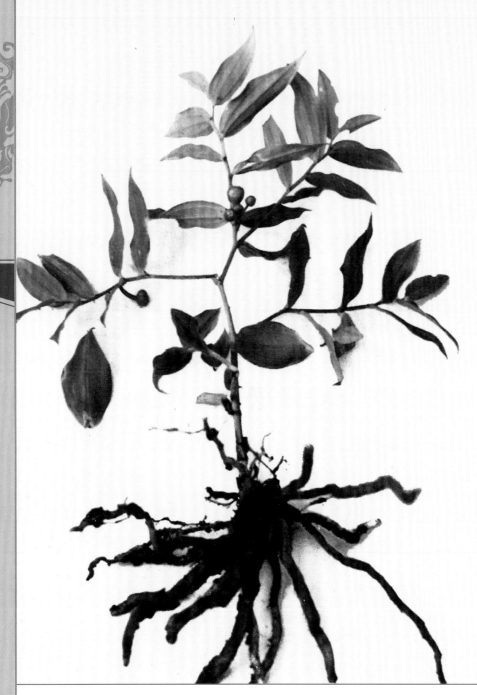

差　衣

彝药名： 差　衣

意　译： 治瘫痪病的药

汉药名： 万寿竹

别　名： 倒竹散、小玉竹、

理肺散、小百部

【彝医应用经验】

主　　治： 风湿瘫痪，四肢痿软，虚咳，小儿行迟。

用　　法： 药用全草，炖鸡吃。

用　　量： 30~50克，小儿酌减。

文献记载： 苦，凉。接骨止血，消炎止痛，祛风除湿。

文献来源： 云南中草药 82 页。

原 植 物： 百合科万寿竹属 *Disporum cantoniense* (Lour.) Merr.

识别特征： 多年生宿根直立草本，高30~100厘米，生于海拔2500米以下山坡箐边、沟边背阴湿润处。茎圆柱状似竹节，绿色。簇生圆柱形白色肉质根，具韧性，长可达40余厘米。单叶互生，长椭圆状披针形，质厚，有光泽。伞状花序顶生或腋生，花瓣紫褐色。浆果球形，黑色。

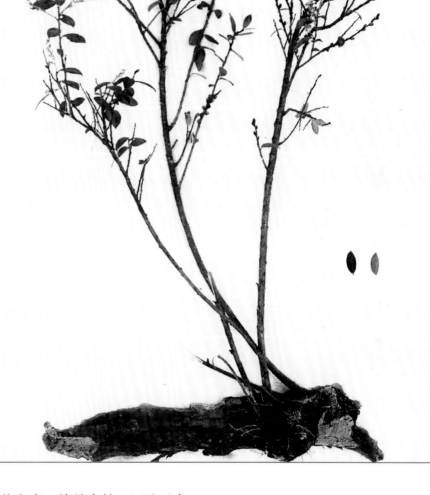

施米诺

彝药名：施米诺

意　译：补阳气的药

汉药名：乌饭树

别　名：土千年健、乌饭果

主　　治：劳伤脱力，关节疼痛，筋骨痿软，四肢无力。

用　　法：劳伤脱力、关节疼痛用根泡酒服，筋骨痿软、四肢无力用嫩茎叶研末服。

用　　量：泡酒50~100克，研末服3~5克，每天2次。

文献记载：涩，凉。清热，解毒，活血，消肿，止痛。

文献来源：云南中草药选88页。

原植物：杜鹃花科越桔属 *Vaccinium fragile* Franch.

识别特征：常绿小灌木，高20~40厘米。主根粗大呈疙瘩状，茎褐色。单叶互生，椭圆形至圆形。红色小花，总状花序腋生或顶生，花萼钟状。浆果球形，熟时紫黑色。

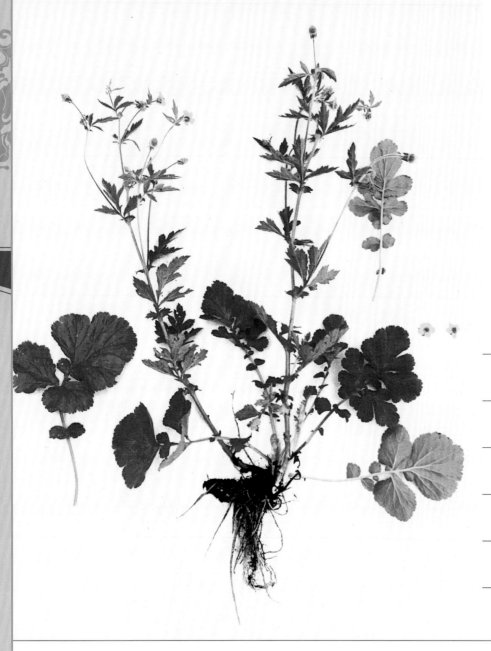

哦咪斋

彝药名：哦咪斋

意　译：生气血的药

汉药名：五气朝阳草

别　名：头晕药、蓝布正、

水杨梅

【彝医应用经验】

主　治：头昏头晕，神衰体虚，月经不调，崩漏带下，慢性肝炎，慢性气管炎，高血压，低血压，低血糖。

用　法：全草入药，头昏头晕、神衰体虚炖鸡吃，月经不调、崩漏带下煨红糖水吃，慢性肝炎、慢性气管炎、高血压、低血压、低血糖研末兑水服。

用　量：炖鸡100~200克，煨红糖水50~100克，生粉3~6克。

文献记载：辛，温。滋阴补肾，平肝明目，消炎止痛。

文献来源：云南中草药选166页。

原 植 物：蔷薇科路边青属 *Geum japonicum* Thunb. var. *chinense* F. Bolle

识别特征：多年生草本，高约40~60厘米，多生于海拔3000米以下山坡、林间半阴半阳湿润处，全株有细茸毛。须根多数，纤细，棕黄色。基生叶丛生，有长柄，叶片长圆形，羽状全裂，大小不等，边缘有大锯齿；茎生叶无柄，呈苞片状。花黄色，单生于茎枝顶端。果球形。

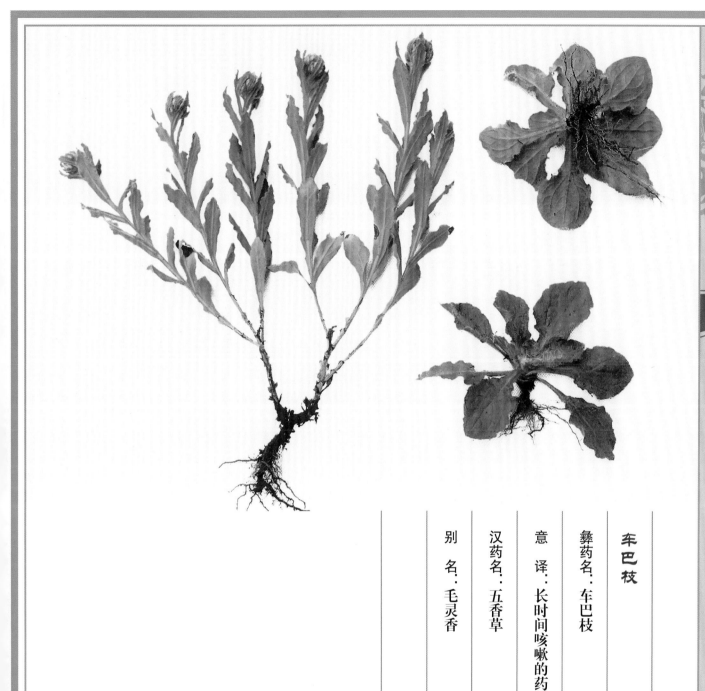

车巴枝

彝药名：车巴枝

意　译：长时间咳嗽的药

汉药名：五香草

别　名：毛灵香

【彝医应用经验】

主　　治：慢性咽喉炎，慢性气管炎。

用　　法：全草研末蒸蜂蜜吃。

用　　量：3~5克，每天1次。

文献记载：辛，温。解表，止咳。

文献来源：云南中草药选（续集）106页。

原 植 物：菊科香青属 *Anaphalis bulleyana* (J. F. Jeffr.) Chang

识别特征：二年生草本，高30~70厘米，全体揉之有香气。主根长锥形，分枝多。茎直立，淡绿色，圆柱形。基生叶草质，簇生。头状花序，花黄色。瘦果有冠毛。

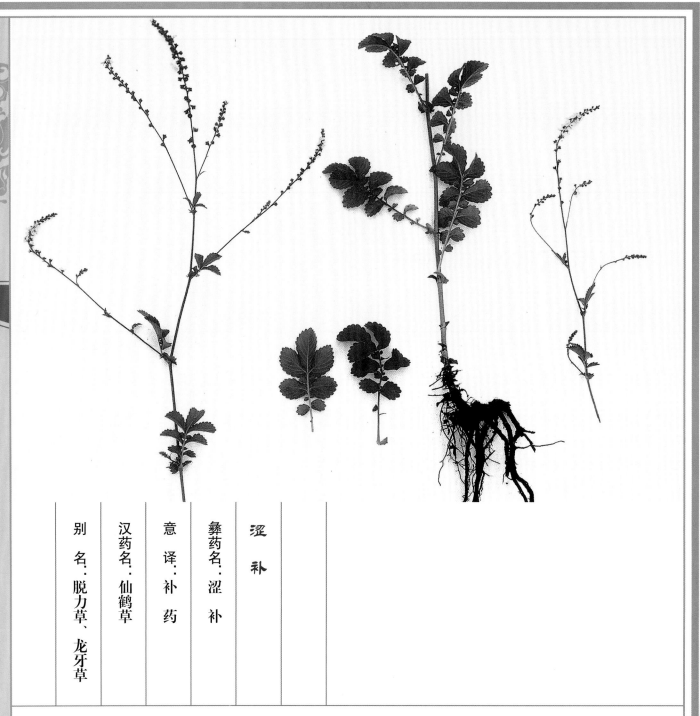

彝药名：涩补

涩补

彝药名：涩补

意译：补药

汉药名：仙鹤草

别　名：脱力草、龙牙草

【彝医应用经验】

主　　治：劳伤脱力，气血虚弱，肺虚咳嗽，糖尿病。

用　　法：全草入药，劳伤脱力、气血虚弱煨红糖水服，肺虚咳嗽、糖尿病开水泡服。

用　　量：煨红糖水50~100克，泡服20~30克。

文献记载：苦、涩，微温。收敛止血。

文献来源：云南中草药选 235页。

原 植 物：蔷薇科龙牙草属 *Agrimonia pilosa* Ldb. var. *nepalensis* (D. Don) Nakai

识别特征：多年生草本，高约1米。幼时全株被长柔毛，后逐渐脱落。根茎木质，老根疙瘩状，嫩根细长分枝。叶互生，奇数羽状复叶。总状花序顶生或腋生，花黄色。瘦果卵形。

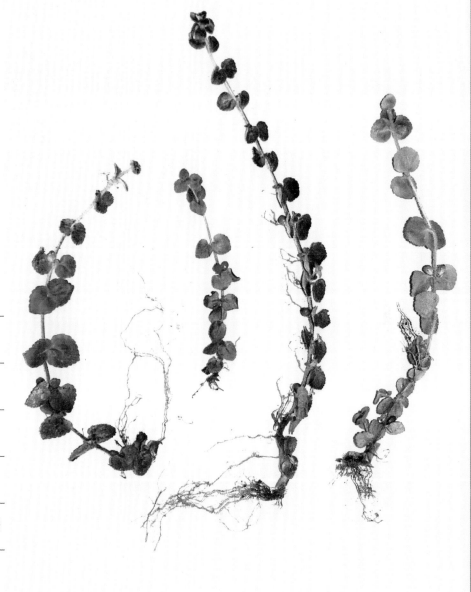

兵敢得

彝药名：兵敢得

意　译：绣球鞭

汉药名：小鞭打

别　名：鞭打绣球、小铜锤

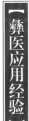

【彝医应用经验】

主　　治：肝胆结石，肾结石，泌尿系结石。
用　　法：全草研末兑水服。
用　　量：2~3克，每天2次。
文献记载：淡，温。强壮滋补，舒筋活血，祛风除湿。
文献来源：云南中草药选 668页。
原 植 物：玄参科鞭打绣球属 *Hemiphragma heterophyllum* Wall.
识别特征：匍匐草本。茎下部纤细，横走，黄绿色，簇生呈针形；茎上部叶对生，圆心形。花单生于叶腋，玫瑰红色。果肉质，卵状，红色。

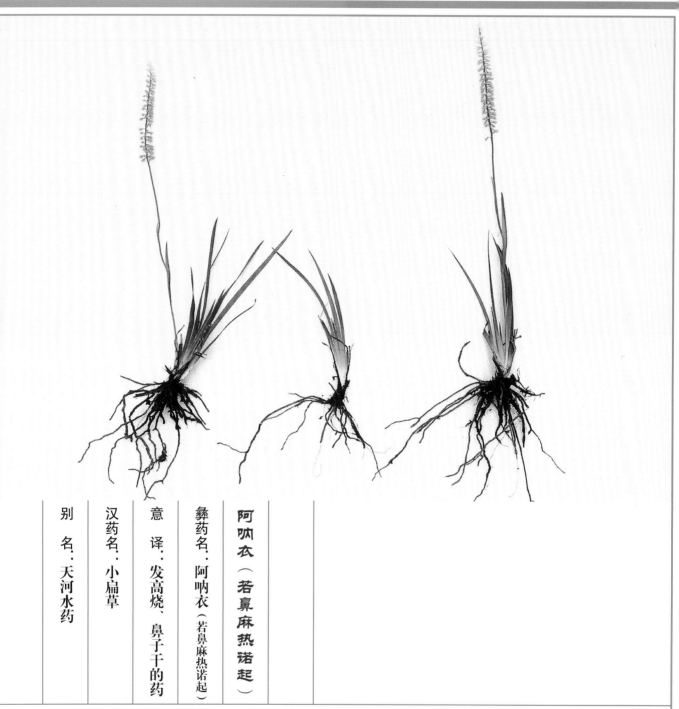

阿呐衣（若鼻麻热诺起）

彝药名：阿呐衣（若鼻麻热诺起）

意　译：发高烧、鼻子干的药

汉药名：小扁草

别　名：天河水药

【彝医应用经验】

主　　治：盗汗潮热，阴虚劳热。

用　　法：药用全草，煎水服。

用　　量：20~50克。

文献记载：淡，平。滋补，消积。

文献来源：云南中草药选（续集）358页。

原 植 物：百合科岩菖蒲属 *Tofieldia divergens* Bur. et Franch.

识别特征：多年生小草本，高15~30厘米。基生叶剑形。须根多数，淡黄色，肉质。穗状花。蒴葵果。

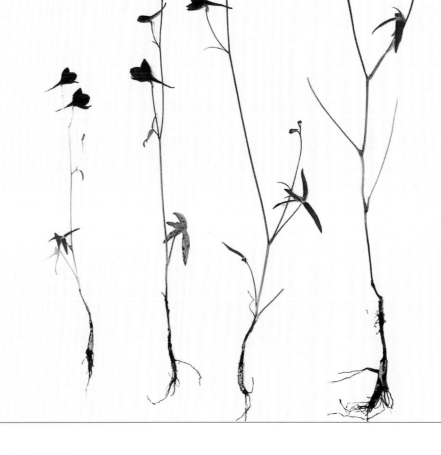

木须答（罗高）

彝药名：木须答（罗高）

意　译：小儿惊风的药

汉药名：小草乌

别　名：冷水药、白皮草乌

主　　治：小儿肺炎，腹痛，关节痛。

用　　法：药用全草，研末兑水服。

用　　量：腹痛、关节痛每次1~2克，小儿肺炎视年龄每次0.1~0.5克。

文献记载：苦，温。有毒。散瘀消肿，止痛。

文献来源：云南中草药选 32页。

原 植 物：毛茛科翠雀属 *Delphinium grandiflorum* L. var. *mosoynense* (Franch.) Huth

识别特征：多年生宿根草本，高40~80厘米，全株光滑无毛。根圆锥形，肉质，细小，外皮白色。茎草质，纤细，多分枝，浅绿色。叶互生。顶生总状花序，花蓝紫色。蓇葖果长。

附　　注：本品与同属植物飞燕草的区别为，飞燕草全株被细柔毛，根皮为黑褐色，有剧毒；本品全株光滑无毛，根皮为白色，有轻微小毒，不过量可兑水生服。

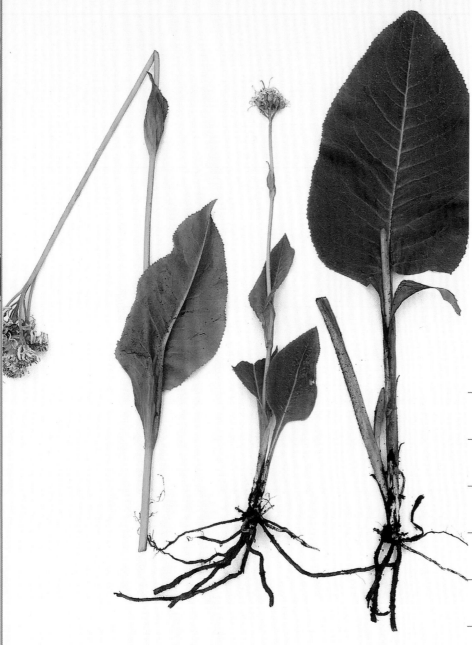

木欺滋

彝药名：木欺滋

意　译：娃娃晚上哭的药

汉药名：小儿夜间吵

别　名：大叶紫菀

【彝医应用经验】

主　　治：小儿夜间啼哭，大人烦躁不寐。

用　　法：药用全草，煨水服。

用　　量：20~30克，小儿酌减。

文献记载：辛、麻，温。止咳，消炎，散瘀，止血。

文献来源：玉溪中草药 610 页。

原 植 物：菊科橐吾属 *Ligularia lapathifolia* (Franch.) Hand. –Mazz.

识别特征：多年生宿根草本，高0.5~1米。黄色肉质根，粗而长，多数丛生。叶基生，具长柄，中有纵根一条，长卵形或卵状三角形。花黄色，头状花序排列成为总状。瘦果带黄白色花冠。

丫呢齐

彝药名：丫呢齐

意　译：体虚的药

汉药名：小黑药

别　名：小黑参

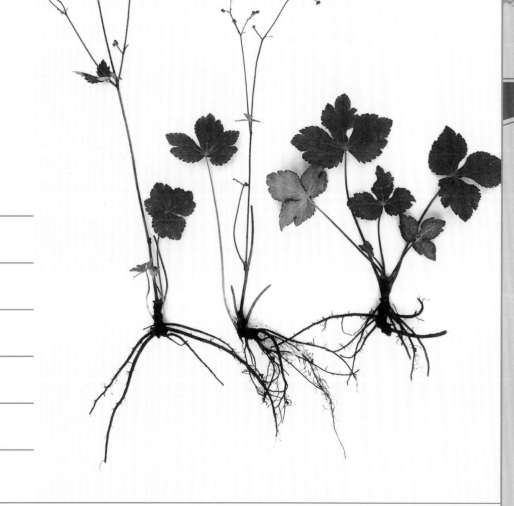

【彝医应用经验】

主　　治：身体虚弱，头昏头晕，四肢无力，视力模糊。

用　　法：全草炖鸡吃。

用　　量：50~100克。

文献记载：微苦、辛，温。止咳，润肺，提神补气，祛风湿，利筋骨。

文献来源：云南中草药选（续集）84页。

原 植 物：伞形科变豆菜属 *Sanicula astrantiifolia* Wolff ex Kretsch

识别特征：多年生草本，高30~50厘米，全株无毛。根数条，肉质锥形，黑褐色。茎直立，圆柱形，有纵棱。基生叶心脏三角形。复伞形花序顶生，花小，白色。双悬果倒卵形。

145

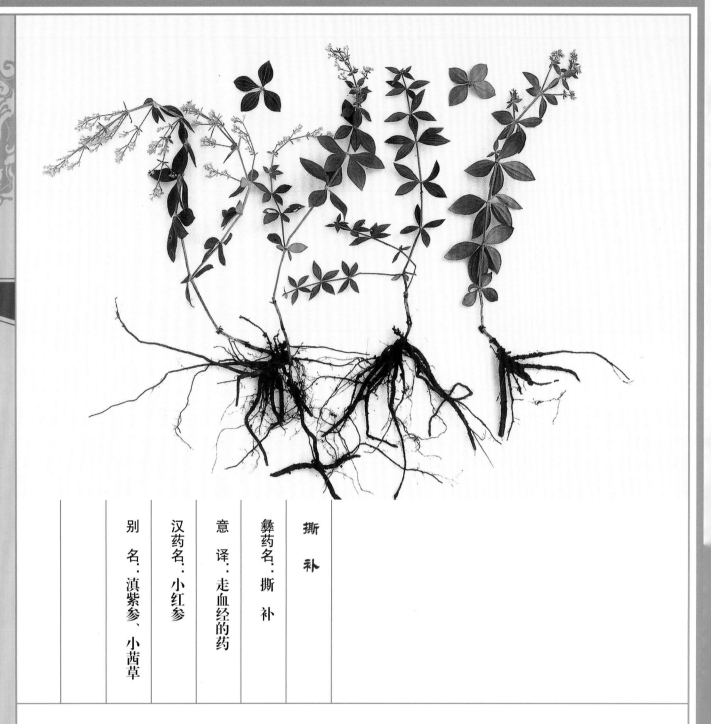

别　名：滇紫参、小茜草

汉药名：小红参

意　译：走血经的药

彝药名：撕补

撕　补

【彝医应用经验】

主　　治：头昏头疼，妇女经期腹痛，四肢麻木，关节疼痛。

用　　法：药用根，头昏头疼、妇女经期腹痛煨红糖水吃，四肢麻木、关节疼痛泡酒服。

用　　量：20～50克。

文献记载：苦、平，微温。通行十二经络。风寒湿痹，手足麻木，腿软颤摇，筋骨疼痛，半身不遂，久年痿软，远年流痰。

文献来源：滇南本草（第一卷）349页。

原 植 物：茜草科茜草属 *Rubia yunnanensis* Diels

识别特征：多年生半直立草本，高20~40厘米，生于海拔2500米以下疏林向阳山坡。簇生细圆柱形红紫色肉质根。茎绿色，四方形，四叶轮生，椭圆形至椭圆状披针形，茎、叶均被白色短毛。聚伞花序，腋生或顶生，花冠淡黄色。

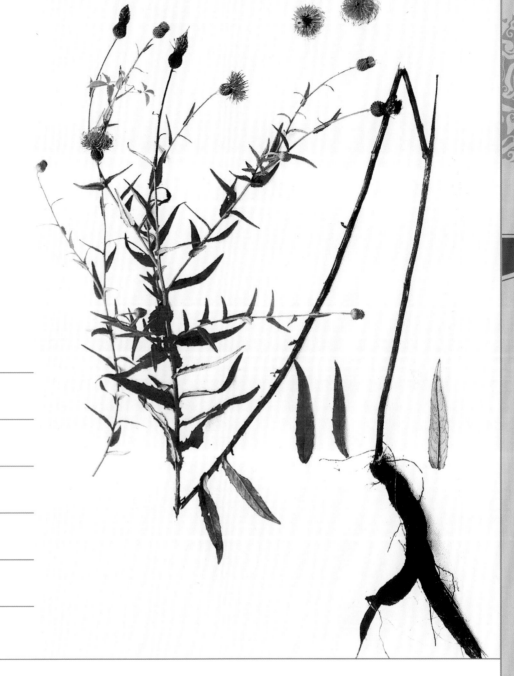

痴 布

彝药名： 痴 布

意 译： 平补药

汉药名： 小 蓟

别 名： 刺 参

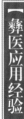
【彝医应用经验】

主 治： 肺结核，慢性肝炎，皮肤瘙痒，痤疮。

用 法： 全草入药，煨水服。

用 量： 30~50克。

文献记载： 苦，凉。凉血，行瘀，止血。

文献来源： 全国中草药汇编（上册1996年版）96页。

原 植 物： 菊科蓟属 *Cirsium setosum* (Willd.) Bess. ex M. Bieb. [*Cephalanoplos segetum* (Bunge) Kitam.]

识别特征： 多年生草本，高25~50厘米。茎基部生长多数须根；根状茎细长，肉质；茎直立，微紫色，有纵槽，被白色柔毛。单叶互生，无柄，叶片长椭圆形或椭圆状披针形。头状花序顶生，紫红色。瘦果椭圆形或长卵形。

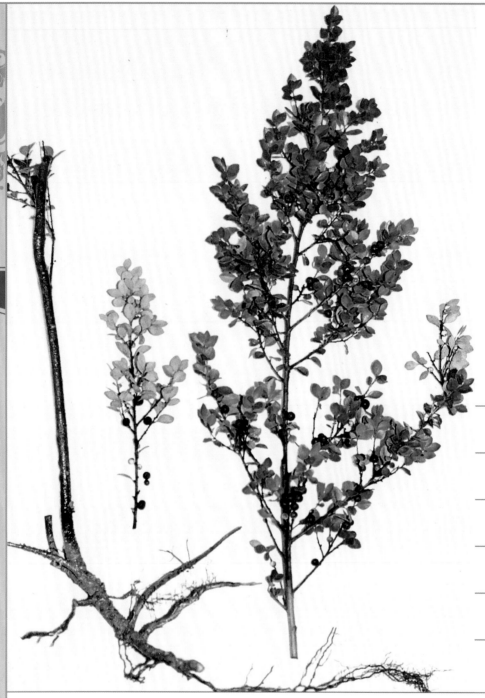

土阿入

彝药名：土阿入

意　译：凉血消肿的药

汉药名：小铁子

别　名：牙痛草

【彝医应用经验】

主　治：咽峡炎，口腔炎，牙龈炎，淋巴结核，皮下脂肪瘤。

用　法：全草煨水服。

用　量：20~30克。

文献记载：苦、涩，凉。消炎，收敛，止痛。

文献来源：云南中草药选 34 页。

原植物：紫金牛科铁仔属 *Myrsine africana* L.

识别特征：常绿小灌木，高约1米。小枝圆柱形，褐色，密生柔毛。单叶互生，革质，椭圆形或倒卵形。花单性，雌雄异株，白色。浆果圆球形，熟时紫黑色。

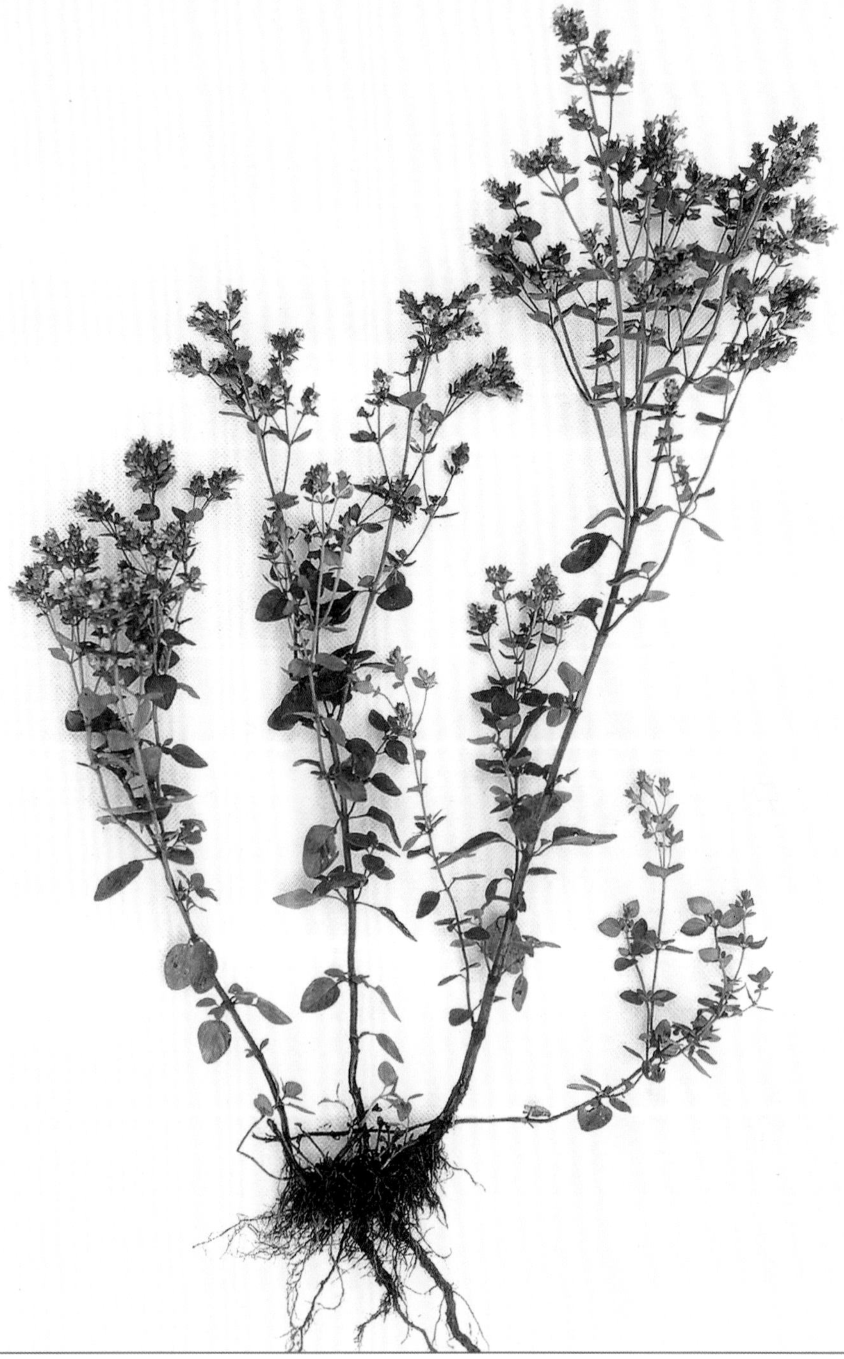

发 突

彝药名：发 突

意 译：通气散寒的药

汉药名：小香薷

别 名：牛 至

主　　治：外感寒热，食积呕吐，腹痛腹胀。

用　　法：全草煎水服（用本品少许和肉食同煮可防腐保鲜）。

用　　量：30~50克。

文献记载：辛，微温。疏风解表，清暑理气。

文献来源：丽江中草药330页。

原 植 物：唇形科牛至属 *Origanum vulgare* L.

识别特征：多年生草本，高20~60厘米，芳香。茎直立，四棱形，多分枝。叶对生，有短柄；叶片宽卵圆形。花密聚成顶生的伞房状圆锥花序。

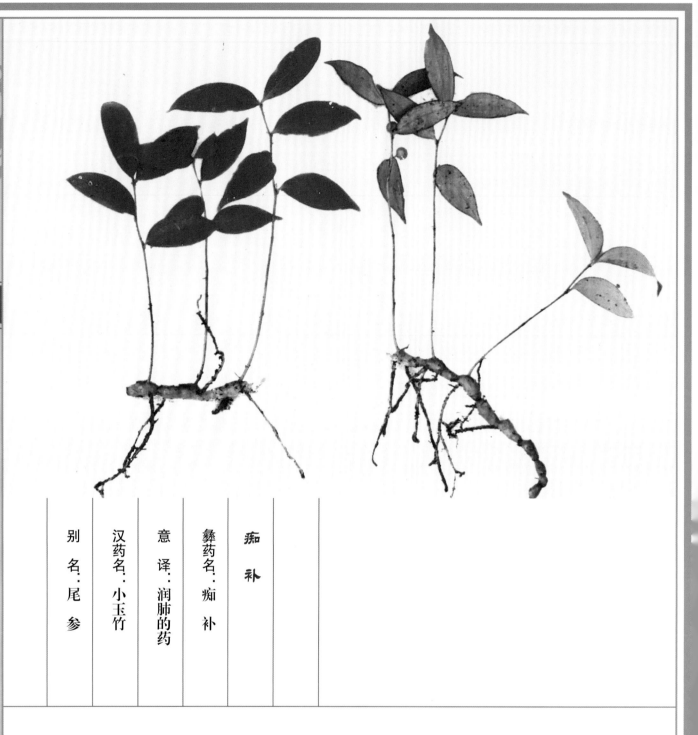

痴 补

彝药名：痴 补

意 译：润肺的药

汉药名：小玉竹

别 名：尾 参

【彝医应用经验】

主 治：气血虚弱，头晕心悸，肺痨咳嗽，妇科慢性炎症。
用 法：全草入药，煨水服。
用 量：20~30克。
文献记载：甘，微寒。养阴清热，生津止渴。
文献来源：文山中草药252页。
原 植 物：百合科黄精属 *Polygonatum odoratum* (Mill.) Druce
识别特征：多年生草本，高20~40厘米。地下根茎横生，淡黄色，长圆柱形，节上有须根；
茎有灰褐色斑点。叶互生。花绿白色。结球状浆果，熟时黑褐色。

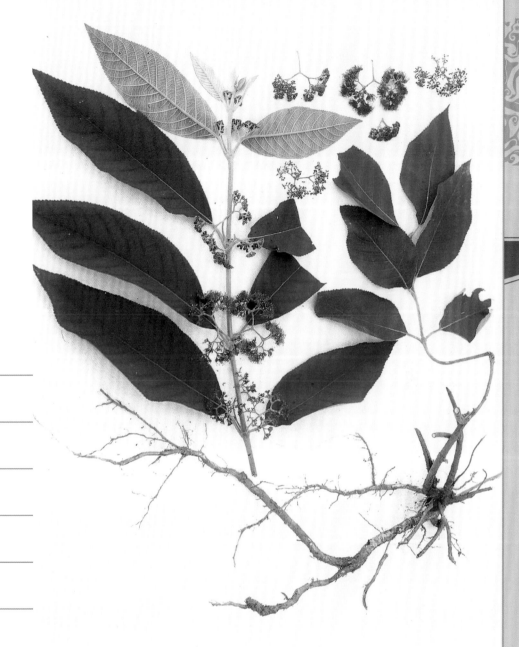

搓该诺

彝药名：搓该诺

意　译：降火的药

汉药名：小紫珠

别　名：红花千颗米

【彝医应用经验】

主　　治：外感发热及一切急慢性炎症。

用　　法：全草入药，煨水服。

用　　量：30~50克。

文献记载：辛、苦，平。止血。

文献来源：云南中草药选 252页。

原 植 物：马鞭草科紫珠属 *Callicarpa arborea* Hand.–Mazz.

识别特征：落叶小灌木，高2~3米，全株有星状茸毛。茎圆柱形。单叶对生，长卵圆形。聚伞花序，紫红色花。聚合果长卵形，如米粒状。

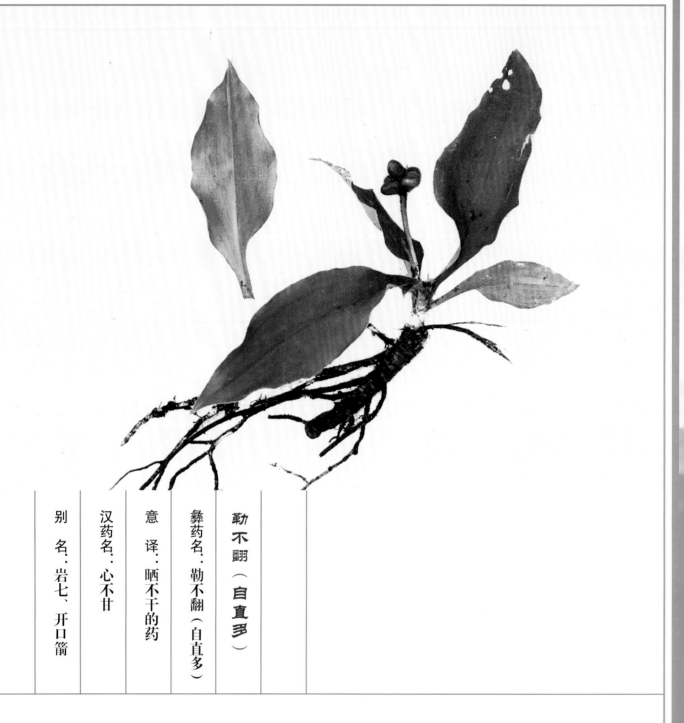

別　名：岩七、开口箭

汉药名：心不甘

意　译：晒不干的药

彝药名：勒不翻（自直多）

勒不翻（自直多）

【彝医应用经验】

主　　治：肠胃溃疡，消化道肿瘤，气管炎，咳嗽。

用　　法：药用根，研末兑水服。

用　　量：2~3克，每天早晚各服1次。

文献记载：苦、涩，凉。有小毒。清热解毒，除湿散瘀。

文献来源：云南中草药选 330页。

原 植 物：百合科开口箭属 *Tupistra chinensis* Baker.

识别特征：多年生长绿草本，高20~30厘米。根状茎肥大，多横卧。叶基生，带状披针形。穗状花序，灰白色。浆果球形，红色。

木 色

彝药名：木 色

意　译：打风药

汉药名：绣球防风

别　名：绣球草

【彝医应用经验】

主　　治：头风疼痛，小儿肺炎，小儿发热，小儿疳积。

用　　法：全草入药，头风疼痛用鲜品捣烂包两太阳穴，小儿肺炎、小儿发热煨水服，小儿疳
　　　　　积用花研末蒸鸡蛋吃。

用　　量：煨服10~20克，外包适量。

文献记载：苦、辛，微温。祛风解毒，舒肝理气。

文献来源：云南中草药 664页。

原 植 物：唇形科绣球防风属 *Leucas ciliata* Benth.

识别特征：一年生草本，高30~120厘米，全体密被黄色倒向硬毛。茎直立，略带方形。单叶对
　　　　　生，披针形。花轮状簇生于叶腋，白色。果皮黑褐色而光亮。

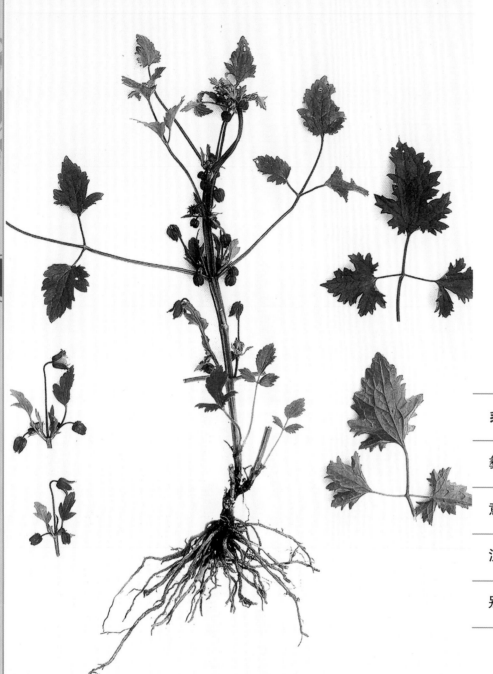

落莫戈尔基

彝药名：**落莫戈尔基**

意　译：**打石头的药**

汉药名：**绣球木通**

别　名：**小九头狮子草、**

绣球藤

【彝医应用经验】

主　　治：肾结石，泌尿系结石，肾炎水肿。

用　　法：全草煨水服。

用　　量：20~30克。

文献记载：苦，微寒。无毒。主治一切下部生疮，肾囊风痒。

文献来源：滇南本草（第三卷）66页。

原 植 物：毛茛科铁线莲属 *Clematis ranunculoides* Franch.

识别特征：亚灌木状草本，高达35厘米，全体均具有伸展的短柔毛。茎半直立。三出复叶或
　　　　　具五小叶的羽状复叶对生。花淡紫色。瘦果扁卵形。

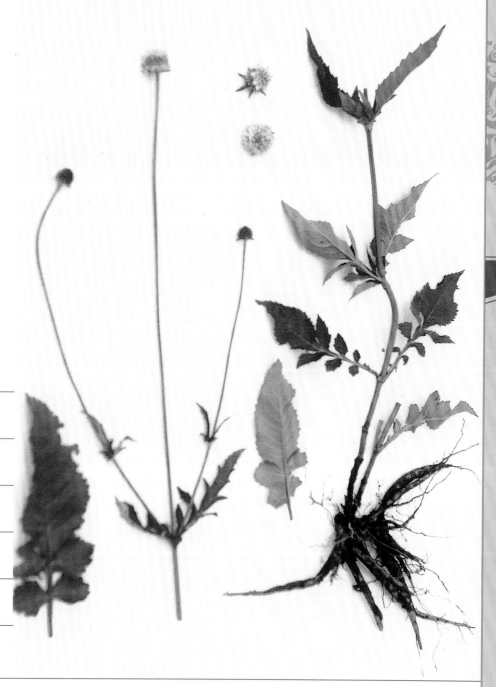

齿 诺

彝药名：齿 诺

意 译：阴寒病的药

汉药名：续 断

别 名：鼓锤草、和尚头

主 治：小腹阴寒痛，肠胃气痛，疮疡肿毒，急性眼炎。

用 法：药用全草，腹痛用根煨水、兑水酒服，急性眼炎用鲜叶煎水洗，疮疡肿毒捣烂外包。

用 量：根20~30克，叶30~50克。

文献记载：苦、微酸，温。强筋骨，活血，止痛，解毒。

文献来源：云南中草药选 548页。

原 植 物：川续断科川续断属 *Dipsacus asperoides* C. Y. Cheng et T. M. Ai

识别特征：多年生草本，高50~90厘米。锥形肉质根。茎直立，全体被粗毛。叶对生，羽状深裂。头状花序，白色花。

155

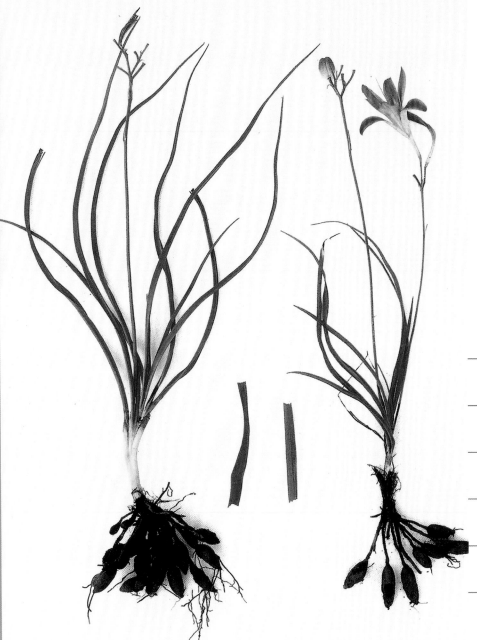

差莫斋（光阴史性）

彝药名：差莫斋（光阴史性）

意　译：妇女的补药

汉药名：萱　草

别　名：条参、镇心丹

【彝医应用经验】

主　　治：妇女干瘦病，闭经，产后缺乳，不孕症，跌打尿血。

用　　法：根果炖猪脚服，跌打尿血用茎叶和花煨水服。

用　　量：炖服50~100克，煨服30~50克。

文献记载：甘、微辛，平。镇静，利尿，消肿。

文献来源：云南中草药选606页。

原 植 物：百合科萱草属 *Hemerocallis fulva* (L.) L.

识别特征：多年生草本，高60~100厘米。肉质根丛生，纺锤形。叶基生，带状披针形。花橙红色。蒴果长圆形，有钝棱，种子黑色。

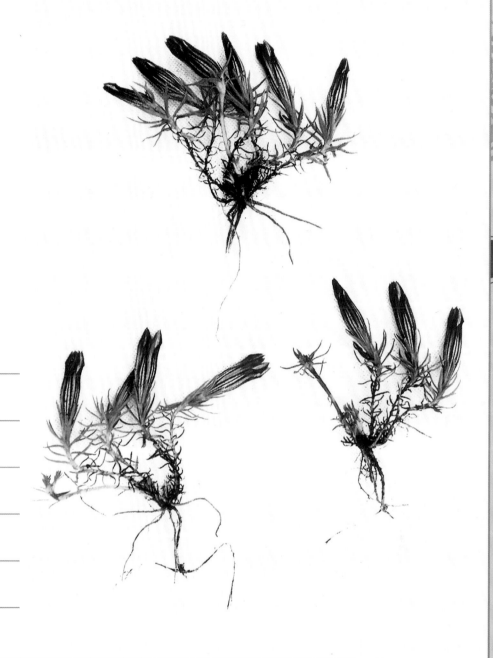

得栽七

彝药名： 得栽七

意　译： 治肝胆病的药

汉药名： 雪山龙胆

别　名： 蓝花龙胆

【彝医应用经验】

主　　治： 黄疸性肝炎，慢性胆囊炎。

用　　法： 全草入药，开水冲泡当茶喝。

用　　量： 20~30克，每天1剂。

文献记载： 苦，寒。清肝胆热，解毒。

文献来源： 全国中草药汇编（下册1996年版）636页。

原 植 物： 龙胆科龙胆属 *Gentiana filistyla* Balf. f. et Forrest ex Marq.

识别特征： 多年生矮小草本，高约10~20厘米。单叶对生，无柄，叶片卵形或倒披针形。花深蓝色，单生于枝顶。蒴果，成熟时裂为二果瓣。

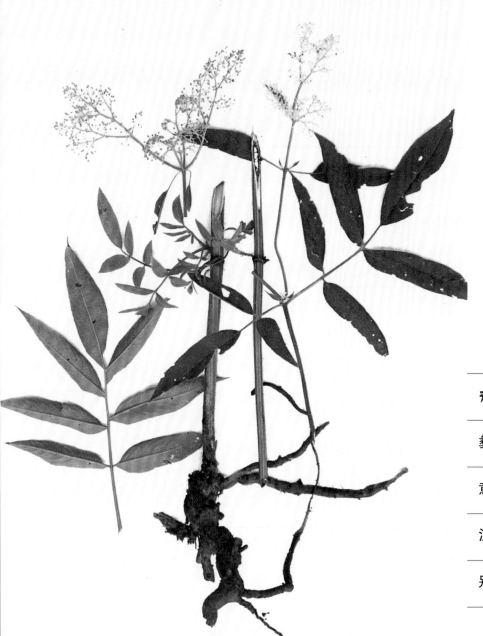

诺拉配

彝药名：诺拉配

意　译：煮豆腐吃的消肿药

汉药名：血满草

别　名：血骨草

主　　治：肾炎水肿，风湿关节疼痛。

用　　法：肾炎水肿用带血茎杆煮水豆腐吃，风湿关节痛用根泡酒服。

用　　量：煮吃30~50克，泡酒50~100克。

文献记载：辛、涩，温。活血，散瘀，强筋骨，除风湿，利尿。

文献来源：云南中草药选286页。

原 植 物：忍冬科接骨木属 *Sambucus adnata* Wall. ex DC.

识别特征：多年生宿根草本，高70~100厘米。根茎横走，密集；茎直立，圆柱形，外皮褐色，折断时内面流出红色液汁。奇数羽状复叶对生。花小，白色，复伞房花序顶生。浆果小，球形。

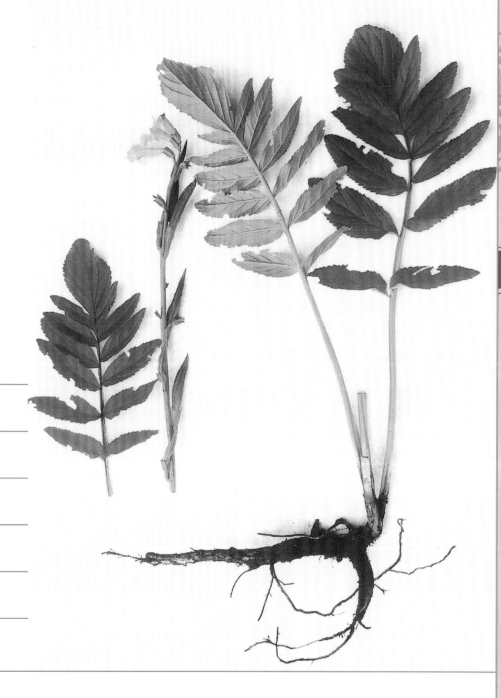

陪 诺

彝药名：陪 诺

意　译：关节肿痛的药

汉药名：血三七

别　名：人血七

【彝医应用经验】

主　　治：跌打劳伤，瘀血肿痛，关节红肿疼痛。

用　　法：全草泡酒内服、外搽。

用　　量：30~50克，泡酒1000毫升，每天振摇2次，7天后服用，每次服10~20毫升，外搽适量。

文献记载：苦、涩，平。活血调经，散瘀止痛。

文献来源：全国中草药汇编（下册1996年版）30页。

原 植 物：罂粟科金罂粟属 *Stylophorum lasiocarpum* (Oliv.) Fedde

识别特征：多年生草本，高达50厘米，全体含红色液汁。茎直立，通常不分枝。茎、叶柄及叶背均被褐色卷曲的柔毛，基生叶数片。聚伞花序伞状。蒴果细圆筒形。

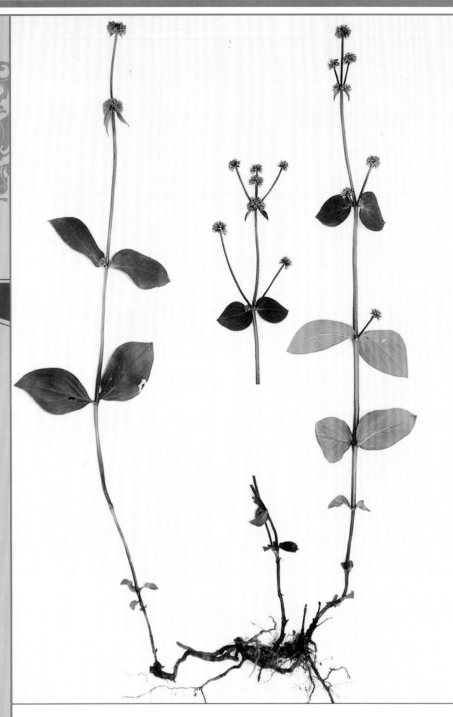

拍拖其

彝药名：拍拖其

意　译：叶子甜的药

汉药名：牙疳药

别　名：对坐叶

【彝医应用经验】

主　　治：消化不良，喑哑。

用　　法：全草煨水服。

用　　量：30~50克，小儿酌减。

文献记载：甘、辛，凉。祛风利湿，健脾消积，清热解毒。

文献来源：全国中草药汇编（下册1996年版）110页。

原 植 物：茜草科耳草属 *Hedyotis uncinella* Hook. et Arn.

识别特征：多年生草本，高20~45厘米，全体有短毛。地下茎短。单叶对生，叶柄短或近无柄；托叶三角形，叶片革质而粗糙，长卵圆形或卵状矩圆形。花浅紫蓝色，顶生聚伞花序密聚成头状。蒴果矩圆形。

威六呀

彝药名：威六呀

意　译：花像鸡尾巴

汉药名：阉鸡尾

别　名：劳伤药

【彝医应用经验】

主　　治：跌打瘀血肿痛，阳痿。

用　　法：全草入药，跌打瘀血肿痛煨水服，阳痿用穗状花泡酒服。

用　　量：煨服20~30克，泡酒30~50克。

文献记载：酸、涩，平。通经活血，润肺。

文献来源：云南中草药选 524页。

原 植 物：报春花科珍珠菜属 *Lysimachia clethroides* Duby

识别特征：多年生草本，高30~50厘米。根多分枝，黄红色。茎直立，圆柱形。单叶互生，椭圆状长披针形。花白色，总状花序顶生。蒴果卵圆形。

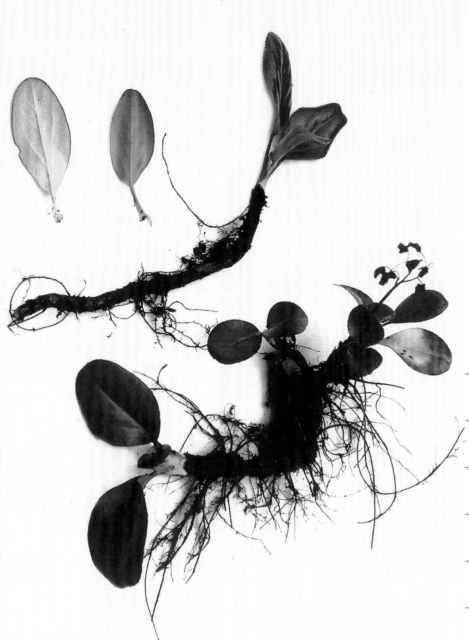

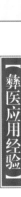

止粗七

彝药名：	**止粗七**
意　译：	**喘咳的药**
汉药名：	**岩白菜**
别　名：	**岩菖蒲**

【彝医应用经验】

主　　治：咳嗽哮喘，肠炎腹痛。

用　　法：咳嗽哮喘用全草炖猪心肺吃，肠炎腹痛用根煨水服。

用　　量：炖服50~100克，煨服30~50克。

文献记载：甘、微涩，凉。清热解毒，止血调经，舒筋活血。

文献来源：云南中草药（续集）300页。

原 植 物：虎耳草科岩白菜属 *Bergenia purpurascens* (Hook. f. et Thoms.) Engl.

识别特征：多年生草本，高20~30厘米，匍匐生长，光滑无毛。根状茎横走，外皮黑褐色，
　　　　　内面白色。叶近革质。花冠粉红色。

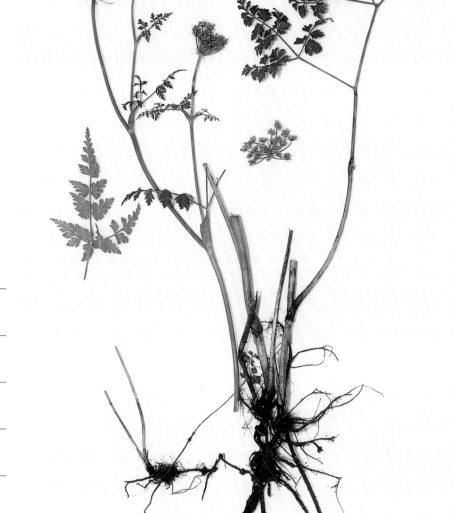

涩豁

彝药名：涩豁

意　译：祛风散寒药

汉药名：岩川芎

别　名：野川芎

【彝医应用经验】

主　　治：感冒，小儿肺炎，头痛，腹痛，关节痛。

用　　法：全草煨水服。

用　　量：10~20克。

文献记载：辛、苦、微麻，温。舒筋活血，止血止痛。

文献来源：云南中草药选（续集）310页。

原 植 物：伞形科藁本属 *Ligusticum pteridophyllum* Franch.

识别特征：多年生草本，高30~50厘米。不规则块状根，褐黄色。茎紫红色。基生叶成簇；茎生叶互生，二回羽状复叶。花白色，伞形花序顶生。果椭圆形，有明显的棱。

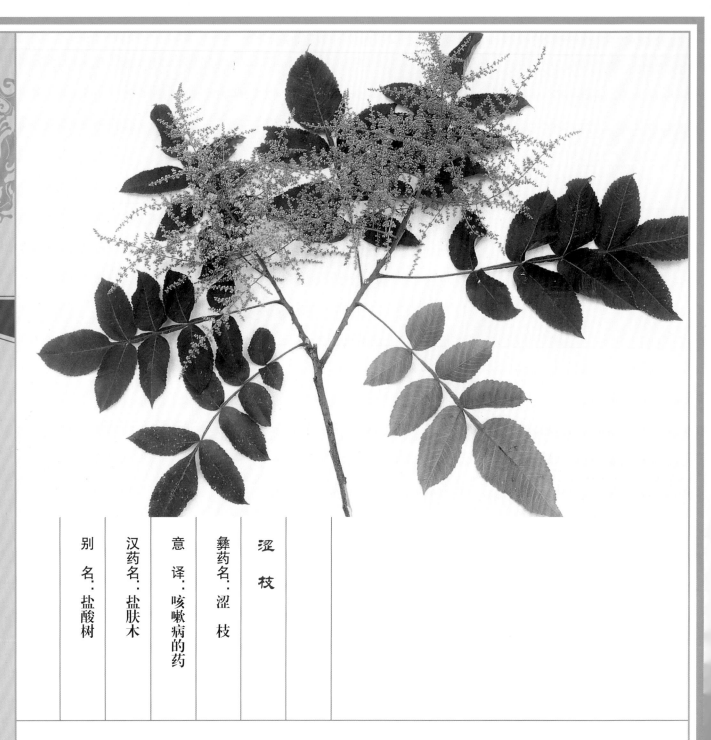

涩枝

彝药名：涩枝

意　译：咳嗽病的药

汉药名：盐肤木

别　名：盐酸树

【彝医应用经验】

主　　治：肠炎痢疾，慢性气管炎咳嗽。

用　　法：全株入药，煨水服，痢疾用根，咳嗽用茎叶。

用　　量：根30~50克，茎叶50~100克。

文献记载：咸，凉。消炎解毒，活血散瘀。

文献来源：云南中草药选 493页。

原 植 物：漆树科盐肤木属 *Rhus chinensis* Mill. var. *roxburghii* (DC.) Rehd.

识别特征：落叶灌木，高5米左右。树皮灰褐色，有赤褐色皮孔。叶互生，奇数羽状复叶，小叶7~13片，近无柄，圆形或长圆形。花小，黄白色，顶生圆锥花序。核果扁圆形，栗色。

地草果（若路娃）

彝药名：地草果（若路娃）

意　译：不想吃饭的药

汉药名：燕麦灵

别　名：追风箭

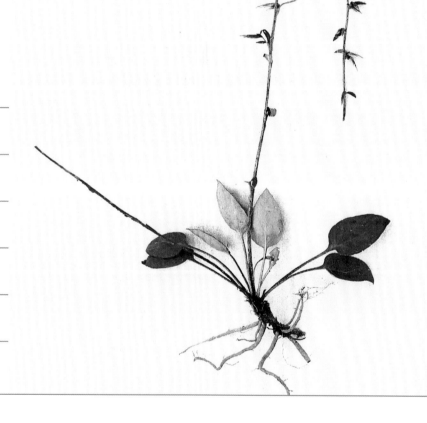

【彝医应用经验】

主　　治：食积腹胀，食欲不振，大便秘结，肠梗阻。

用　　法：全草煨水服。

用　　量：20~30克。

文献记载：辛、微苦，寒。祛风除湿，活血散瘀，消食健胃。

文献来源：云南中草药（续集）434页。

原 植 物：菊科兔儿风属 *Ainsliaea yunnanensis* Franch.

识别特征：多年生草本，高10~30厘米。根茎短，密生多数须根。叶基生，卵圆形，上面被细柔毛。头状花排列成长穗状花序，花粉红色。瘦果细小。

165

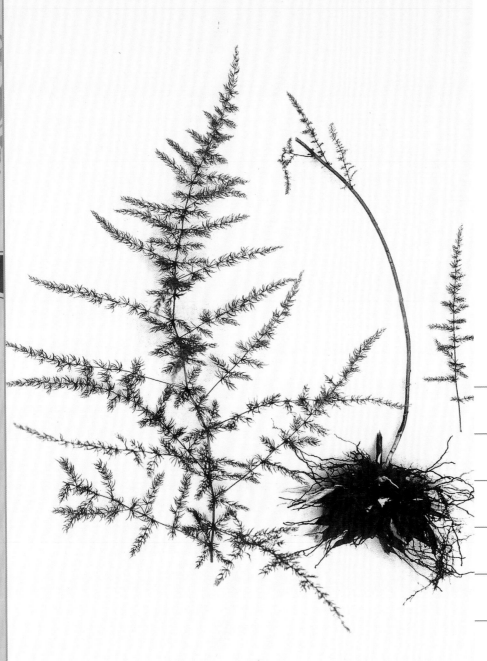

奶差女把诺

彝药名：奶差女把诺

意　译：肺病消肿的药

汉药名：羊齿天门冬

别　名：月牙一枝蒿

【彝医应用经验】

主　　治：肺气肿，肺水肿，胸满喘咳，肾炎水肿。
用　　法：药用全草，煨水服。
用　　量：30~50克。
文献记载：苦、微甘、寒。养阴润肺，止咳祛痰。
文献来源：云南中草药336页。
原 植 物：百合科天门冬属 *Asparagus filicinus* D. Don
识别特征：多年生草本。块根肉质，纺锤形簇生。小叶鳞片状月牙形。浆果球形，熟时黑色。

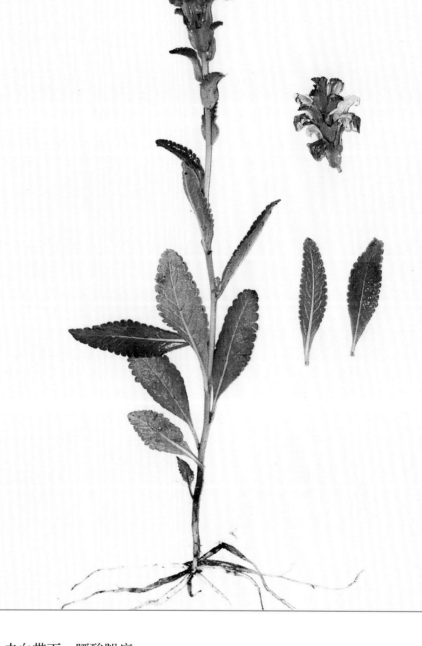

擦木诺

彝药名： 擦木诺

意　译： 妇女白带病的药

汉药名： 羊肚参

别　名： 凤尾参

【彝医应用经验】

主　　治： 妇女盆腔炎，赤白带下，腰酸腿痛。

用　　法： 全草炖猪蹄吃。

用　　量： 50~100克。

文献记载： 甘、微苦，温。益气补血，舒筋活络，止咳祛痰。

文献来源： 云南中草药（续集）272页。

原 植 物： 玄参科马先蒿属 *Pedicularis henryi* Maxim.

识别特征： 多年生草本，高达30余厘米。根肉质，圆柱形，数条丛生。叶互生，叶柄细长，叶片窄卵形，羽状深裂或全裂。花粉红色，数朵排成顶生总状花序。

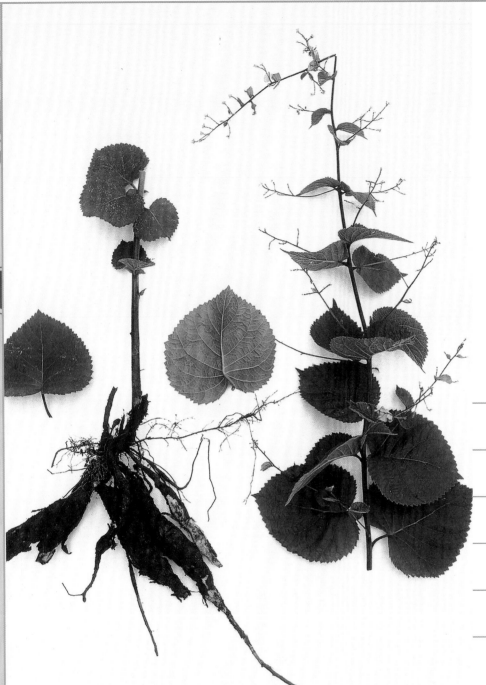

阿齿格

彝药名：阿齿格

意　译：根像羊角

汉药名：羊角天麻

别　名：九子不离母

【彝医应用经验】

主　　治：疮痈肿毒，肺痨咳嗽。

用　　法：药用根，疮痈肿毒煨水服，肺痨咳嗽炖猪心肺吃。

用　　量：20~30克。

文献记载：微涩、麻，温。有小毒。滋阴补肾，镇静催眠，止咳，定喘，润肺，祛痰。

文献来源：云南中草药选（续集）228页。

原 植 物：漆树科九子母属 *Dobinea delavayi* (Baill.) Baill.

识别特征：落叶亚灌木，高1~2米。块根肥大，纺锤形，外面深褐色，横断面白色，常数个或十几个聚生在一起。单叶互生，卵形至心脏形。果扁形，不开裂。

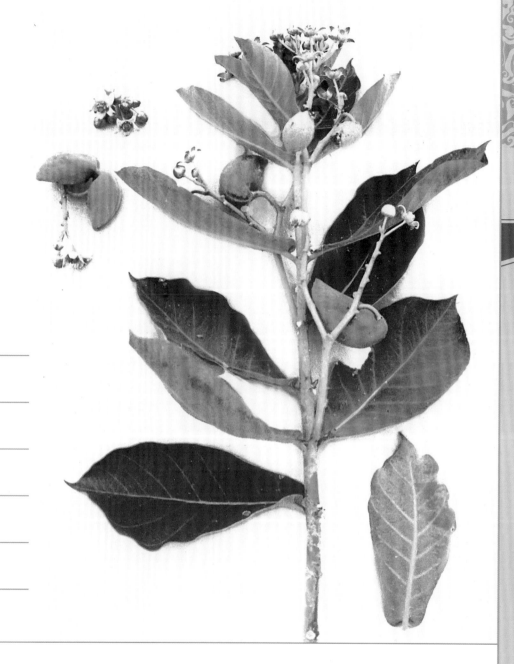

痴布戈

彝药名：痴布戈

意　译：果像羊奶

汉药名：羊茄子

别　名：羊奶果

主　　治：中风昏迷，呼吸衰竭，休克。

用　　法：药用根、果，煨水服。

用　　量：果1~2枚，根10~15克。

文献记载：叶：止咳，平喘。乳汁：用于心脏病。

文献来源：云南天然药物图鉴144页。

原 植 物：萝藦科牛角瓜属 *Calotropis procera* (Aiton) W. T. Aiton

识别特征：直立小乔木，高3~4米。枝条被灰白色绒毛。叶倒卵状长圆形至阔椭圆形，两面均被白色绒毛。伞形状聚伞花序，顶生或腋生，花冠白色。蓇葖突果肾形。

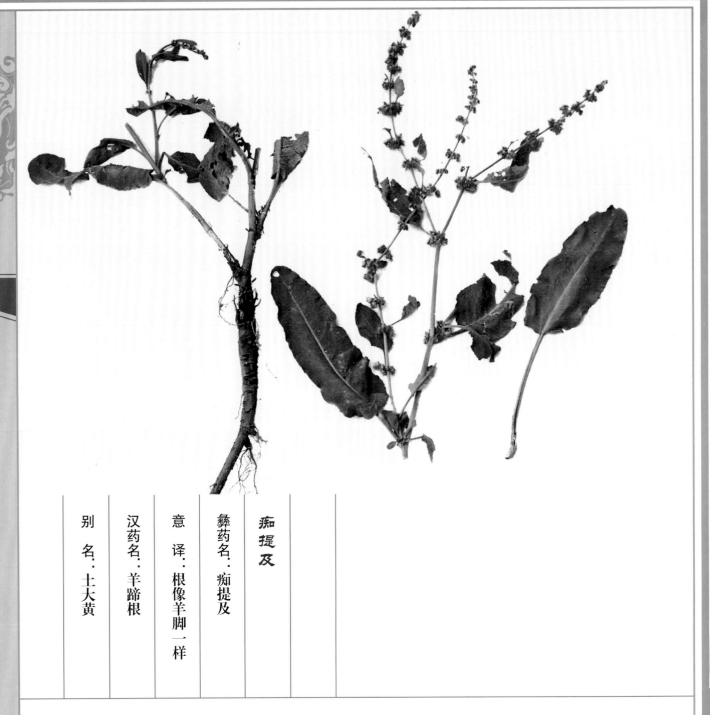

痴提及

彝药名：痴提及

意　译：根像羊脚一样

汉药名：羊蹄根

别　名：土大黄

【彝医应用经验】

主　　治：胃热食积，大便秘结，皮肤疥癣。

用　　法：药用根，煨水服，皮肤疥癣除内服汤药外，可用叶研末调香油外搽。

用　　量：20~30克，外用适量。

文献记载：苦，寒。清热解毒，活血祛瘀，消食导滞。

文献来源：云南中草药36页。

原 植 物：蓼科酸模属 *Rumex nepalensis* Spreng.

识别特征：多年生草本，高达1米左右，生于田边、旷野和山野箐沟湿地。根圆锥形，多分枝。叶互生，基部簇生，叶椭圆状矩圆形。花小，绿色，簇生于叶腋。瘦果三角形。

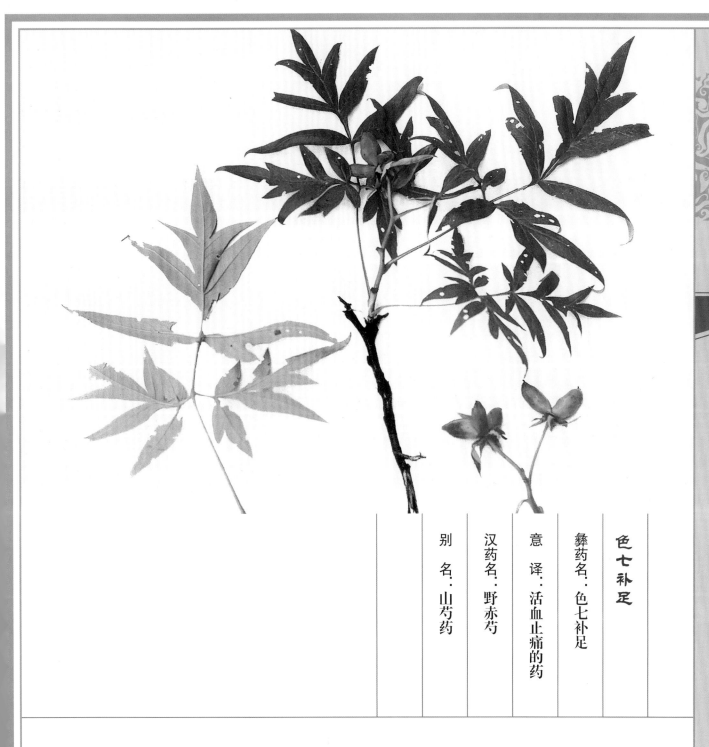

色七补足

彝药名：色七补足

意　译：活血止痛的药

汉药名：野赤芍

别　名：山芍药

【彝医应用经验】

主　治：男人虚痨病，妇女闭经干血痨。

用　法：药用根，炖鸡吃。

用　量：20~30克。

文献记载：苦，凉。凉血，活血，消肿止痛。

文献来源：全国中草药汇编（上册1996年版）414页。

原植物：毛茛科芍药属 *Paeonia lactiflora* Pall.

识别特征：多年生草本，高40~70厘米。根肥大，肉质，圆锥形或纺锤形，有分枝，外皮棕红色。茎直立，光滑无毛。叶互生，顶生叶片大，倒卵形或阔卵形。花药黄色。蓇葖果长圆形。

171

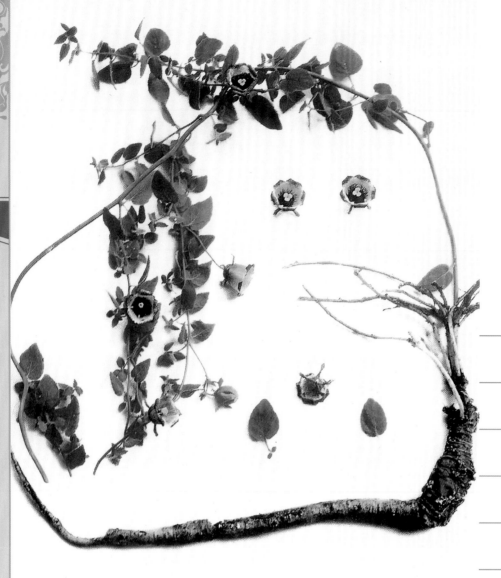

衣涩补止

彝药名：衣涩补止

意　译：补脾胃的药

汉药名：野臭参

别　名：奶浆参

【彝医应用经验】

主　　治：皮肤疥癣，脾胃虚弱，慢性肝炎。

用　　法：皮肤疥癣用鲜茎叶捣烂外搽，脾胃虚弱、慢性肝炎用根炖肉吃。

用　　量：炖服50~100克，外搽适量。

文献记载：甘，平。补中益气，润肺生津。

文献来源：云南中草药选（续集）26页。

原　植　物：桔梗科金钱豹属 *Campanumoea javanica* Bl.

识别特征：多年生缠绕草本，高1~2米，具乳汁，全株有腥臭味。根纺锤形，黄白色，肉质。叶对生，有时互生，卵状心形。花腋生，钟状，花冠黄绿色。果半圆球形，紫黑色。

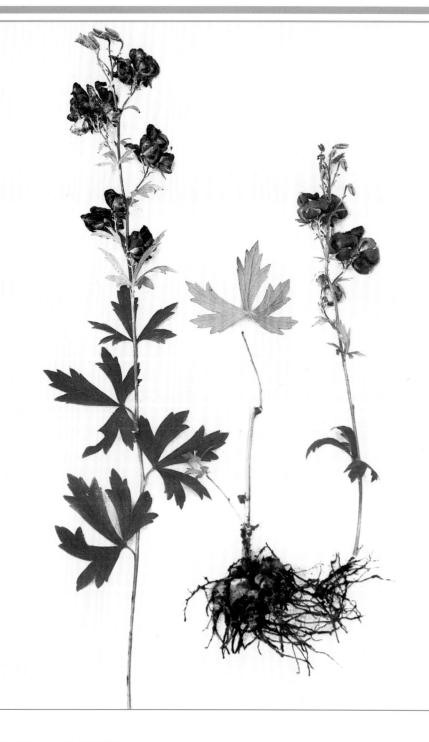

嘎草乌

彝药名：嘎草乌

意　译：**野生附子**

汉药名：**野附子**

别　名：**附　子**

主　治：风湿瘫痪，四肢麻木，半身不遂。

用　法：药用根，切片开水炖猪肉12小时后服用。

用　量：10~20克。

文献记载：辛，大热。有毒。回阳救逆，温中止痛，散寒燥湿。

文献来源：全国中草药汇编（上册1996年版）443页。

原植物：毛茛科乌头属 *Aconitum carmichaeli* Debx.

识别特征：多年生草本。茎直立，块根倒圆锥形，长2~4厘米。主根为乌头，子根为附子。叶互生，有柄；叶片坚纸质，五角形。总状花序窄长，花蓝紫色。蓇葖果。

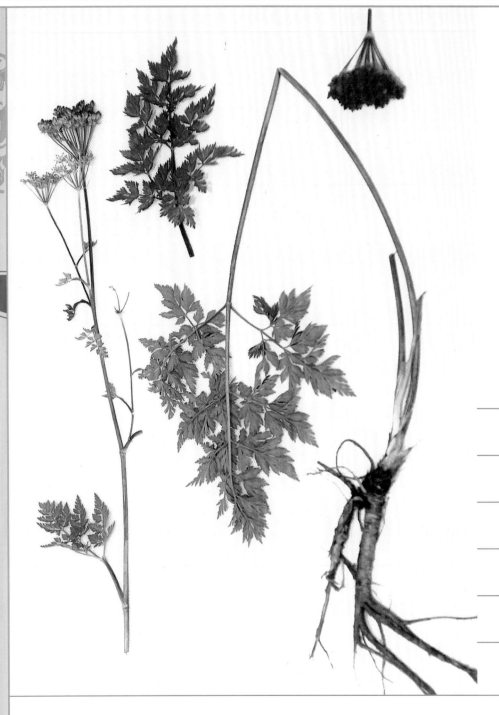

我格诺

彝药名：	我格诺
意　译：	头疼的药
汉药名：	野胡萝卜
别　名：	鹤虱

【彝医应用经验】

主　　治：外感头痛，偏头痛，神经性头痛。

用　　法：全草入药，煨水服，并用鲜品捣烂包两太阳穴及疼痛部位。

用　　量：煨服20~30克，外包适量。

文献记载：甘，温。健脾消食，利水消肿。

文献来源：昆明民间常用中草药 596页。

原 植 物：伞形科胡萝卜属 *Daucus carota* L.

识别特征：多年生草本，高30~60厘米，有臭气。茎直立，幼时被细软毛，后渐脱落。叶互生，有短柄，叶片卵状椭圆至椭圆状披针形。头状花序管状花，黄色。瘦果细长，黑褐色。

色 拍 坡

彝药名：色拍坡

意　译：生疮的药

汉药名：野棉花

别　名：满天星、棉花升麻

主　　治：疮疡肿毒，皮肤瘙痒，咳嗽痰多，小儿疳积。

用　　法：全草煨水服。

用　　量：20~30克，小儿酌减。

文献记载：苦、涩，寒。有小毒。清热除湿，活血祛瘀。

文献来源：云南中草药 706页。

原 植 物：毛茛科银莲花属 *Anemone hupehensis* f. *alba* W. T. Wang

识别特征：多年生草本，高30~60厘米，全株被白色绒毛。根圆锥形，表皮黑褐色。茎直立分叉。基生叶较大。花白色或淡红色。瘦果多数球状。

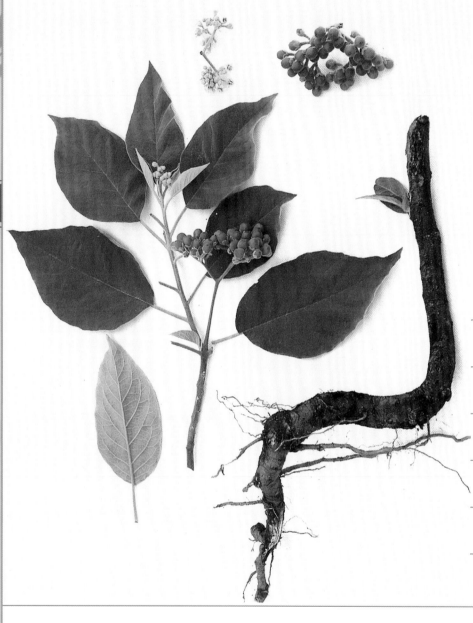

勒 豁

彝药名：勒 豁

意 译：**温热病的药**

汉药名：**野烟叶树**

别 名：洗碗草、大毛叶

【彝医应用经验】

主　治：外感热病，口腔炎，咽峡炎，支气管炎，皮肤疮疡。

用　法：药用茎、叶，煨水服。

用　量：30~50克。

文献记载：苦，凉。有小毒。凉血，止血，清热，解毒。

文献来源：云南中草药选554页。

原植物：茄科茄属 *Solanum verbascifolium* L.

识别特征：常绿直立灌木或小乔木，高2~5米，全株密被灰白色星状绒毛。单叶互生，长圆形，全缘而略波状，有异味，背面密被灰白色星状绒毛。复聚伞花序成平顶状，花白色。浆果圆球形。

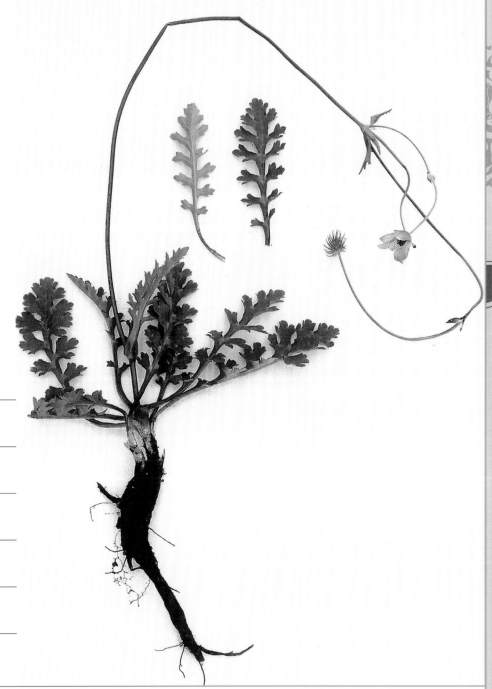

栽　栽

彝药名：栽　栽

意　译：止痛最好的药

汉药名：野罂粟

别　名：山米壳、山大烟

【彝医应用经验】

主　　治：内、外伤疼痛，神经痛，久咳不止。

用　　法：全草煨水服。

用　　量：20~30克。

文献记载：酸、微苦，微寒。有毒。敛肺，固涩，镇痛。

文献来源：全国中草药汇编（下册1996年版）561页。

原 植 物：罂粟科罂粟属 *Papaver nudicaule* L.

识别特征：多年生草本，高30~60厘米，全株有硬状毛，折断有白浆。基生叶丛生，长卵圆形，羽状深裂。花橙黄色或黄色。蒴果矩圆形或倒卵状球形。

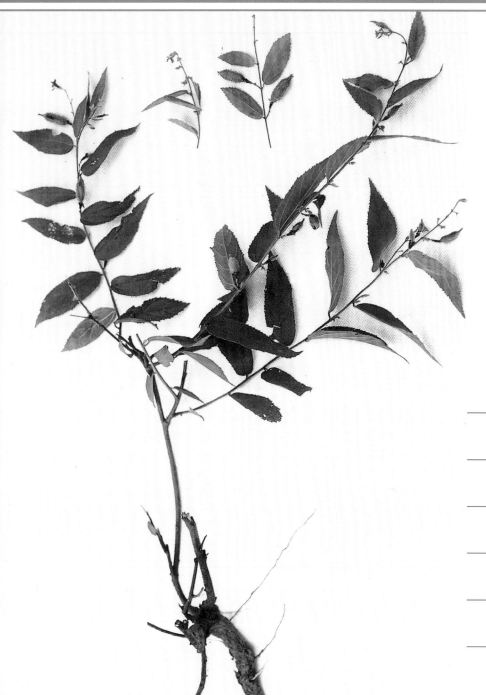

涩诺那齐

彝药名：涩诺那齐

意　译：治肝病的药

汉药名：野芝麻

别　名：山芝麻

【彝医应用经验】

主　　治：肝脾肿大，小儿高热不退。

用　　法：肝脾肿大用根煎水服，小儿高热不退全草研末用醋调敷两足心。

用　　量：煎服20~30克，外用10~15克。

文献记载：苦、微甘，寒。清热解毒，截疟。

文献来源：云南中草药 710页。

原植物：梧桐科山芝麻属 *Helicteres elongata* Wall.

识别特征：小灌木，高40~100厘米，生长于海拔1800米以下的向阳山坡。单叶互生，被星状
　　　　　柔毛。蒴葵果，长椭圆形。

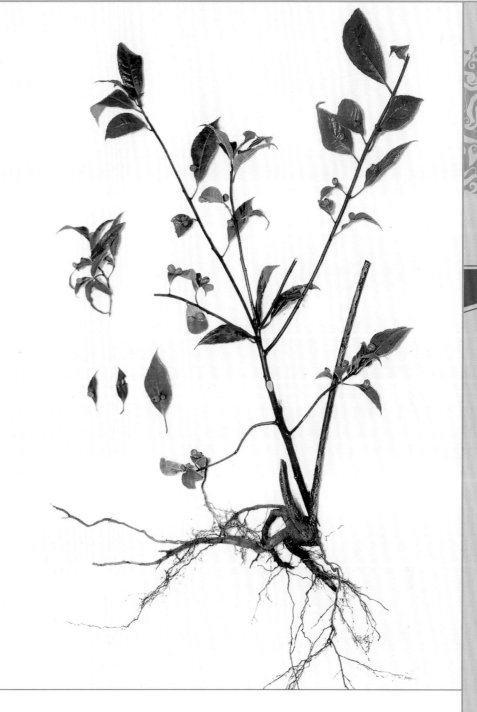

格嘎拍

彝药名：格嘎拍

意　译：接骨头的药

汉药名：叶上花

别　名：喜马拉雅青荚叶、

　　　　叶上果

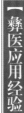

【彝医应用经验】

主　　治：子宫下坠，脱肛，跌打神经受损。

用　　法：子宫下坠、脱肛用根煎水内服外洗，跌打神经受损用叶捣烂外包。

用　　量：内服用根30~50克，外包适量。

文献记载：苦，凉。接骨止痛，活血散瘀。

文献来源：云南中草药选 192页。

原 植 物：山茱萸科青荚叶属 *Helwingia himalaica* Hook. f. et Thoms. ex C. B. Clarke

识别特征：常绿小灌木，高1~2米。小枝柔弱，淡绿色。单叶互生，披针形。核果卵球形，熟时红黑色。

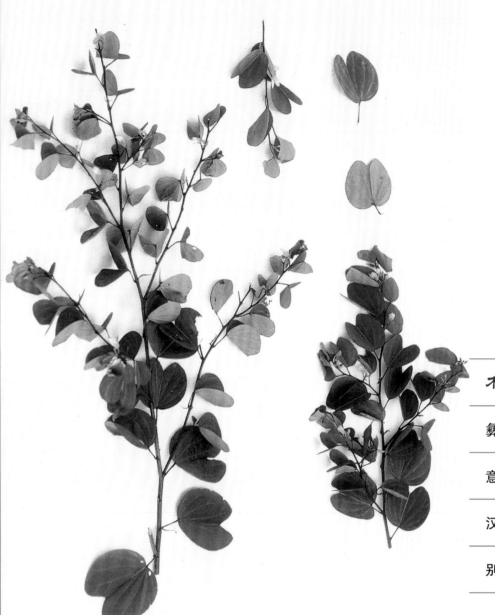

木起西豁

彝药名：木起西豁

意　译：撒尿在床上的药

汉药名：夜关门

别　名：夜合欢

【彝医应用经验】

主　治：心悸失眠，盗汗，尿床。

用　法：药用根，煨水服（加适量红糖为引）。

用　量：20~30克。

文献记载：涩、酸，平。消炎理气，祛风解毒，收敛止泻，安神。

文献来源：云南中草药选（续集）332页。

原植物：豆科羊蹄甲属 *Bauhinia brachycarpa* Wall.

识别特征：直立小灌木，高1~2米。单叶互生，圆肾形。总状花序伞房状，顶生或与叶对
　　　　　生，花白色。荚果矩形而扁。

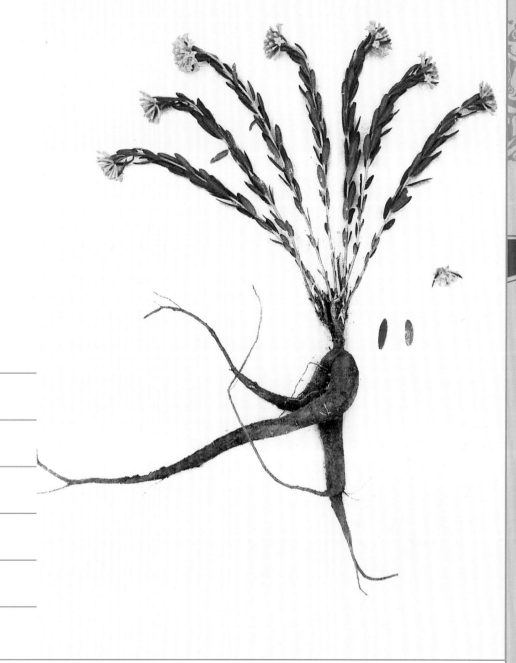

佽嘎栽

彝药名：依嘎栽

意　译：臌胀病的药

汉药名：一把香

别　名：山萝卜

【彝医应用经验】

主　　治：肝硬化腹水。

用　　法：根入药，切碎煮白萝卜吃。

用　　量：20~30克。

文献记载：辛、甘，寒。有小毒。利水消肿，散瘀，止血。

文献来源：云南中草药选 565页。

原 植 物：瑞香科狼毒属 *Stellera chamaejasme* L.

识别特征：多年生草本，高约40厘米。根圆柱状，肉质，多纤维。茎直立，丛生，不分枝。单叶密集互生，狭卵形。花多数聚生枝顶成头状花序，黄色。

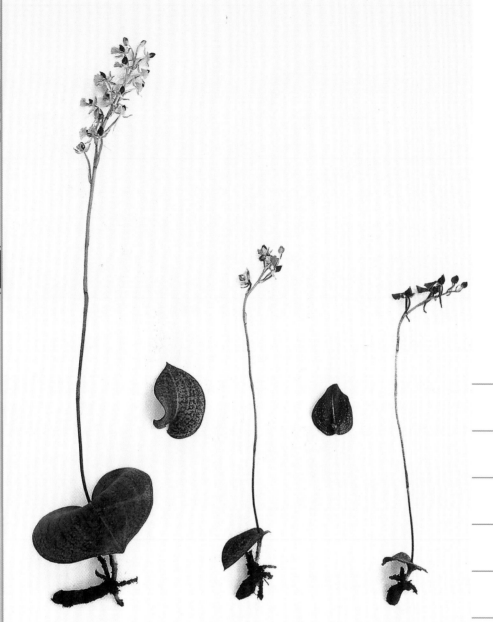

差莫土土

彝药名： 差莫土土

意　译： 妇科劳伤病

汉药名： 一块瓦

别　名： 独叶一枝花

主　　治： 妇女劳伤虚损，妇科慢性炎症。

用　　法： 药用全草，妇女劳伤虚损炖鸡吃，妇科慢性炎症煨红糖水服。

用　　量： 炖鸡30~50克，煨服20~30克。

文献记载： 甘、辛。无毒。治一切诸虚百损，五劳七伤，腰腿疼痛。

文献来源： 滇南本草（第二卷）445页。

原 植 物： 兰科舌喙兰属 *Hemipilia flabellata* Bur. et Franch.

识别特征： 多年生草本，高20~40厘米。块根倒卵状长圆形。茎直立。基生叶多为一片，广卵形。总状花序顶生穗状花，紫红色。

【彝医应用经验】

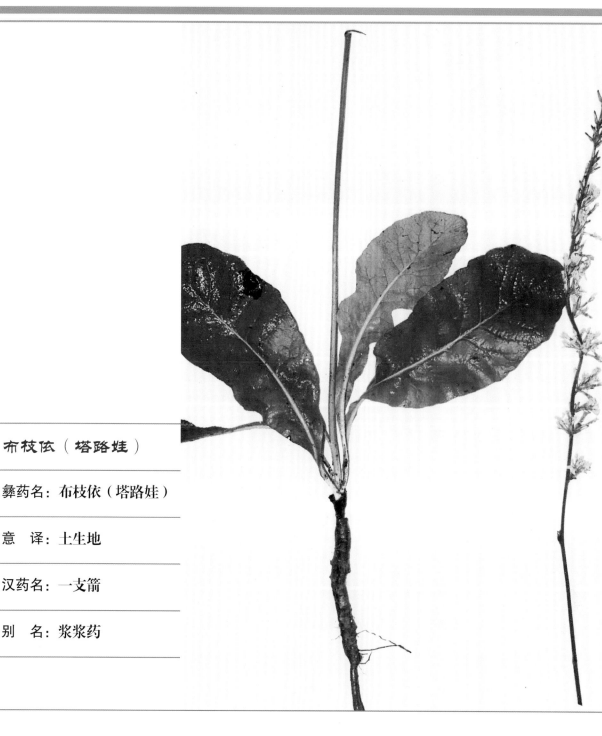

布枝依（塔路娃）

彝药名：**布枝依（塔路娃）**

意　译：**土生地**

汉药名：**一支箭**

别　名：**浆浆药**

【彝医应用经验】

主　　治：头晕体虚，妇女白崩，阴虚咳嗽，小儿疳积，疮疡破溃久不收口，牛马生蛆。

用　　法：药用根，头晕体虚、妇女白崩、阴虚咳嗽炖鸡吃，小儿疳积研末蒸鸡肝吃，疮疡破溃久不收口研末外包，牛马生蛆用生粉撒患处。

用　　量：炖鸡30~50克，蒸鸡肝3~5克，外包撒布适量。

文献记载：苦涩，微寒。清热消炎，止血镇痛，驱寒，接筋骨，生肌。

文献来源：云南中草药选（续集）2页。

原 植 物：菊科还阳参属 *Crepis napifera* (Franch.) Babcock

识别特征：多年生草本，高15~20厘米。根长圆锥状，肉质，深入地下很长，有乳白色液汁。叶3~5片，匍地而生，倒卵状披针形。头状花排列成总状花序，着生于花葶之上端，花黄色。瘦果小，椭圆状。

183

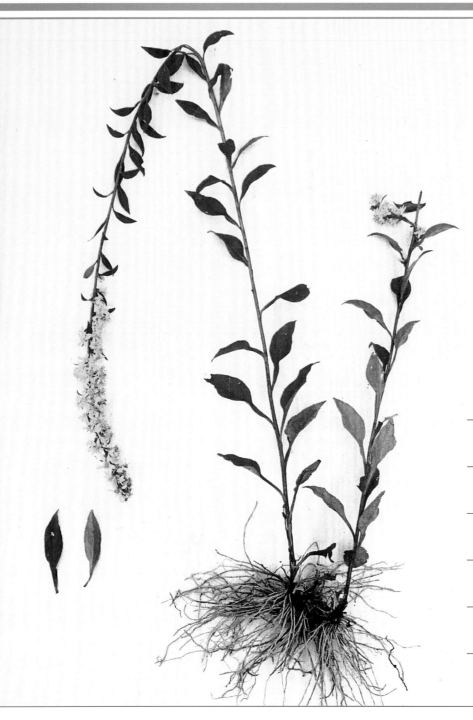

鱼鹿花

彝药名： 鱼鹿花

意　译： 黄花退烧药

汉药名： 一枝黄花

别　名： 野黄菊、黄花一枝香

【彝医应用经验】

主　　治： 皮肤瘙痒，湿疹，荨麻疹，小儿肺炎，高烧不退。
用　　法： 全草入药，煨水服。
用　　量： 30~50克，小儿酌减。
文献记载： 辛、苦，凉。疏风清热，消肿解毒。
文献来源： 中药大辞典（上册1977年版）8页。
原 植 物： 菊科一枝黄花属 *Solidago decurrens* Lour.
识别特征： 多年生草本，高0.5~1米。茎直立。叶互生，卵形至矩圆形。腋生黄色花，圆锥花序。瘦果近圆柱形。

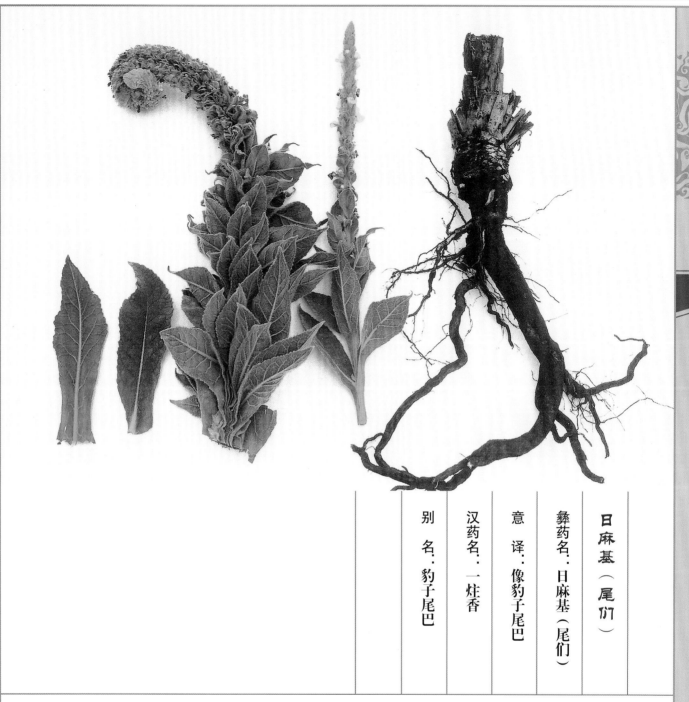

彝
药
本
草

上
卷

别　名：豹子尾巴

汉药名：一炷香

意　译：像豹子尾巴

彝药名：日麻基（尾们）

日麻基（尾们）

【彝医应用经验】

主　　治：多发性皮肤瘙痒症，荨麻疹。

用　　法：药用根和花穗，煎水内服、外洗。

用　　量：20~30克。

文献记载：苦，寒。消炎，止血，拔毒。

文献来源：云南中草药 216页。

原 植 物：玄参科毛蕊花属 *Verbascum thapsus* L.

识别特征：多年生草本，高1米左右，全体密被黄色绵毛。单叶互生，长圆形。花黄色，穗状花序圆柱形。蒴果球形。

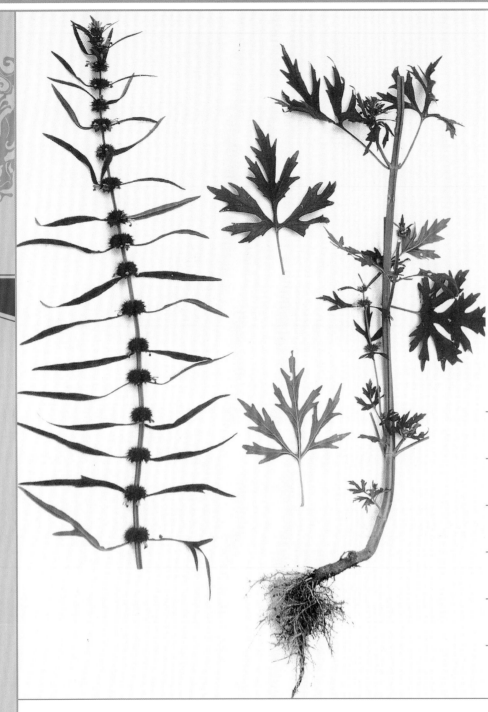

差乌色布

彝药名：差乌色布

意　译：妇女的补血药

汉药名：益母草

别　名：怀胎草

【彝医应用经验】

主　　治：瘀血经闭，经行腹痛，肾炎水肿。

用　　法：全草入药，瘀血经闭、经行腹痛煨红糖水吃，肾炎水肿煎水服。

用　　量：20~30克。

文献记载：苦、辛，微寒。调经活血，祛瘀生新，利尿消肿。

文献来源：全国中草药汇编（上册1996年版）674页。

原 植 物：唇形科益母草属 *Leonurus macranthus* Maxim.

识别特征：一年或二年生草本，高60厘米至1米。茎直立，方形，单一或分枝。叶对生，被
　　　　　微毛。花轮生于叶腋，花萼钟形。小坚果褐色，三棱状。

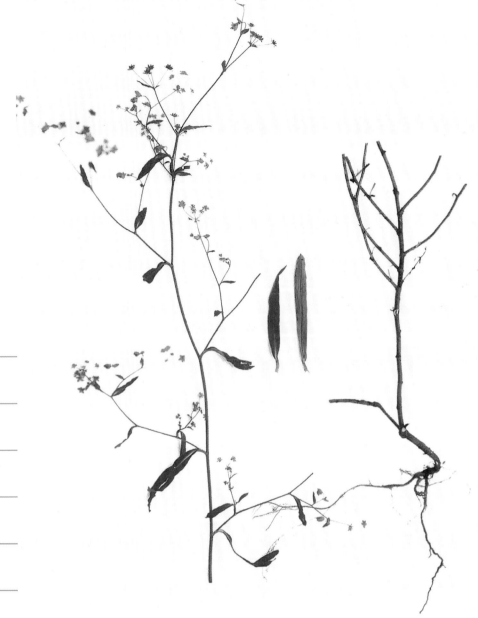

木起诺

彝药名：木起诺

意　译：夜间发烧的药

汉药名：银柴胡

别　名：芫荽柴胡

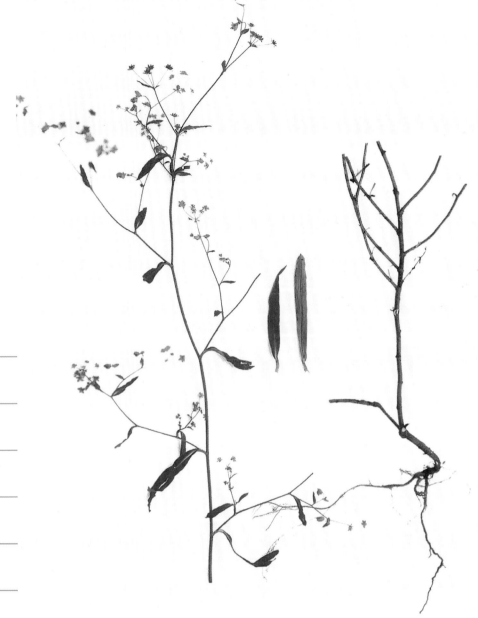

【彝医应用经验】

主　　治：阴虚夜热，潮热盗汗，寒火不清，小儿食积发热。

用　　法：全草入药，阴虚夜热、潮热盗汗、寒火不清煎水服，小儿食积发热用茎叶研末水调敷
　　　　　两手心。

用　　量：10~20克。

文献记载：甘，微寒。清热凉血。

文献来源：中药大辞典（下册1977年版）2170页。

原 植 物：石竹科繁缕属 *Stellaria dichotoma* L. var. *lanceolata* Bge.

识别特征：多年生草本，高30~100厘米。主根圆柱形，外皮淡黄色。茎直立。叶对生，无柄，披
　　　　　针形。

187

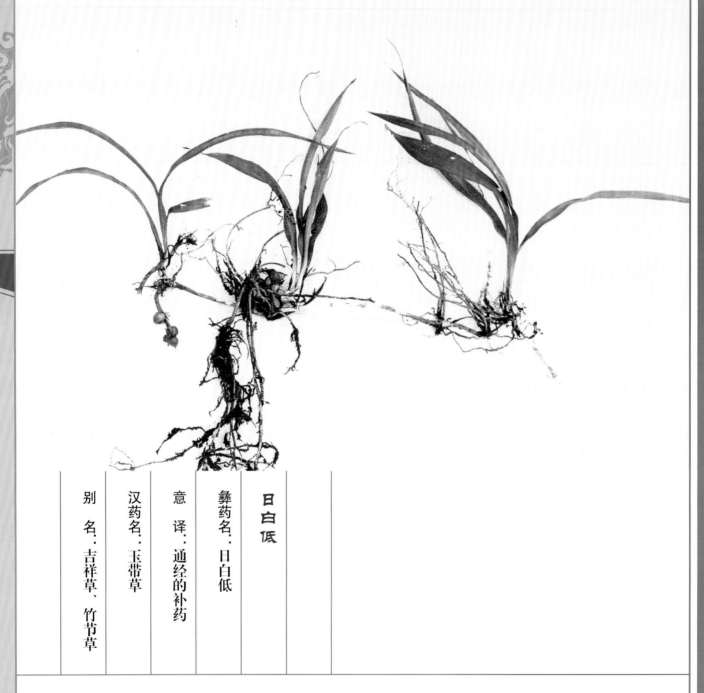

别　名：吉祥草、竹节草

汉药名：玉带草

意　译：通经的补药

彝药名：日白低

日白低

【彝医应用经验】

主　　治：体虚受寒，筋骨损伤，气血虚弱。

用　　法：全草入药，体虚受寒、子母灰炮制后煨水服，筋骨损伤泡酒服，气血虚弱炖鸡吃。

用　　量：50~100克。

文献记载：甘，平。通经活络，祛风除湿，消炎利水。

文献来源：丽江中草药 226页。

原 植 物：百合科吉祥草属 *Reineckia carnea* (Andr.) Kunth

识别特征：多年生宿根常绿草本。茎多节，匍匐生长。叶带状披针形，簇生于节上。穗状花
　　　　　序，紫红色。浆果，熟时红色。

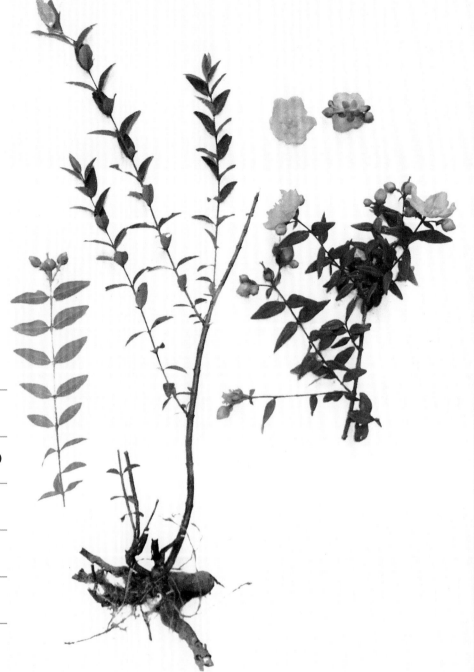

咪嘎唯（衣枝滘基）

彝药名： 咪嘎唯（衣枝滘基）

意　译： 芒种开花

汉药名： 栽秧花

别　名： 金丝桃

【彝医应用经验】

主　　治：慢性支气管炎，支气管哮喘，急、慢性肺炎。

用　　法：全草入药，煨水服。

用　　量：30~50克。

文献记载：微苦，寒。清热解毒，祛风除湿，凉血止血，杀虫，止痒。

文献来源：云南中草药选 102页。

原 植 物：藤黄科金丝桃属 *Hypericum patulum* Thunb. ex Murray

识别特征：常绿小灌木，高约0.5~1米。茎直立。小枝红褐色，光滑无毛。单叶对生，无柄，卵圆形。聚伞花序，金黄色。蒴果卵圆形，暗褐色。

189

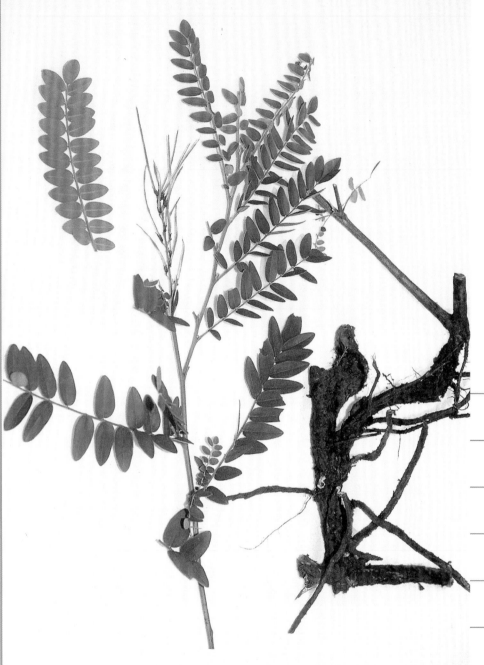

鸟拾波

彝药名：**鸟拾波**

意　译：**外包的药**

汉药名：**贼骨头**

别　名：**哨　皮**

【彝医应用经验】

主　治：瘀血肿痛，疮疡肿毒，跌打劳伤。

用　法：瘀血肿痛、疮疡肿毒用树皮和叶捣烂外包，跌打劳伤用根泡酒服。

用　量：内服用根5克，泡酒1000毫升，每天振摇2次，7天后服用，每次服药酒5~10毫升，外包适量。

文献记载：苦、辛，温。有毒。祛风除湿，杀菌止痒，调气活血。

文献来源：玉溪中草药 524页。

原植物：豆科槐属 *Sophora velutina* Lindl.

识别特征：落叶灌木，高约2~3米。褐色木质根，内皮黄色，多层，质薄。叶互生，奇数羽状复叶。椭圆形或矩圆形，叶面深绿色，被黄色细柔毛。白色蝶形花，总状花序腋生。荚果。

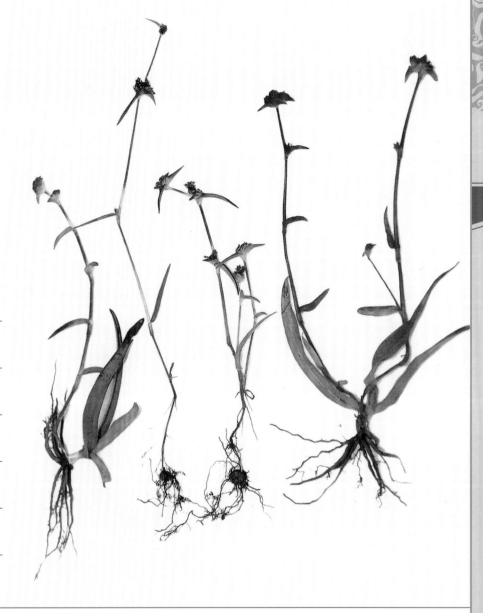

尼托诺

彝药名： 尼托诺

意　译： 珍珠草

汉药名： 珍珠露水草

别　名： 露水草

【彝医应用经验】

主　　治：糖尿病，妇女带下病。

用　　法：全草入药，糖尿病研末兑水服，带下病炖鸡吃。

用　　量：生粉3~5克，每天2次，炖鸡50~100克。

文献记载：辛、淡，微温。祛风除湿，通经活络。

文献来源：云南中草药选（续集）342页。

原 植 物：鸭跖草科蓝耳草属 *Cyanotis arachnoidea* C. B. Clarke

识别特征：多年生小草本，高20~50厘米，全株密被柔毛。茎绿色或带紫红色，节略膨大。叶带状披针形。短穗状花序，腋生或顶生，花蓝色。

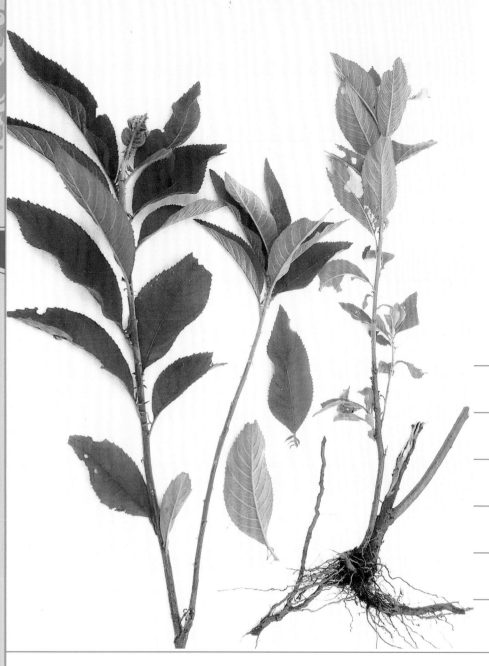

削黑齐

彝药名：削黑齐

意　译：有辛味的通气药

汉药名：真金草

别　名：冰片叶

【彝医应用经验】

主　治：外感寒热，中风昏迷，头痛，腹痛。

用　法：药用茎、叶，开水泡服，置容器内加盖密闭，不可漏气。

用　量：20~30克。

文献记载：辛、微苦，凉。清热抗暑，祛风通窍，通筋活络，消肿止痛。

文献来源：云南中草药选（续集）226页。

原植物：菊科艾纳香属 *Blumea balsamifera* (L.) DC.

识别特征：多年生常绿草本，高达1米，全株被白色绒毛。单叶互生，长圆状披针形，叶揉碎有冰片香气。头状花序组成顶生圆锥花丛，花黄色。瘦果小，具羽状。

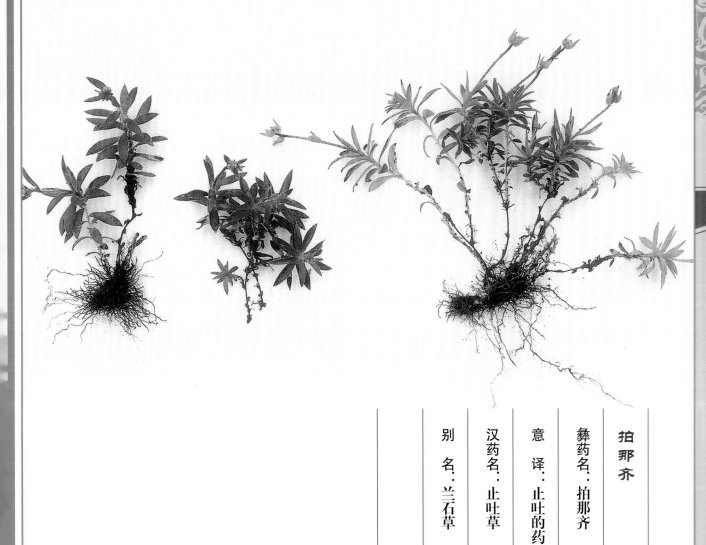

拍那齐

彝药名：拍那齐

意　译：止吐的药

汉药名：止吐草

别　名：兰石草

【彝医应用经验】

主　　治：食积呕吐，胃气上逆呕恶，噎膈反胃。

用　　法：全草入药，淘米水煎服。

用　　量：20~30克。

文献记载：甘、苦，寒。清肺祛痰，解毒。

文献来源：中药大辞典（上册1977年版）773页。

原 植 物：玄参科肉果草属 *Lancea tibetica* Hook. f. et Hsuan

识别特征：矮小草本，高不及10厘米。根茎细长，多横生，有节，节上生纤维状须根。叶对生，倒卵形至倒卵状长圆形或匙形，近革质。总状花序，花深紫蓝色。果实浆果状，肉质，近球形，熟时黑褐色。

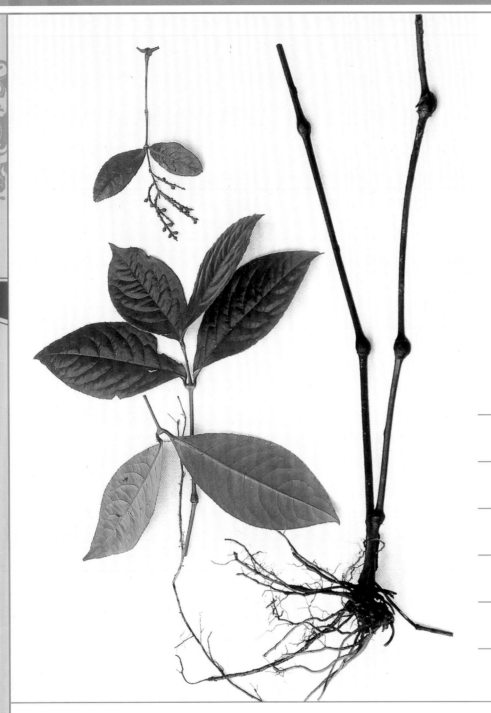

七耳勒拍

彝药名：七耳勒拍

意　译：脚手肿疼的药

汉药名：肿节风

别　名：九节风

【彝医应用经验】

主　　治：类风湿性关节炎，手足关节肿大变形。

用　　法：全草煎水内服、外洗。

用　　量：30~50克。

文献记载：辛、苦，平。有小毒。清热解毒，通经接骨。

文献来源：全国中草药汇编（上册1996年版）562页。

原 植 物：金粟兰科草珊瑚属 *Sarcandra glabra* (Thunb.) Nakai

识别特征：常绿亚灌木状草本，高70~100厘米。茎直立。叶片革质，卵状长圆形至披针状长圆形。黄绿色小花，单性，短穗状花序。浆果核果状，球形，熟时呈红色。

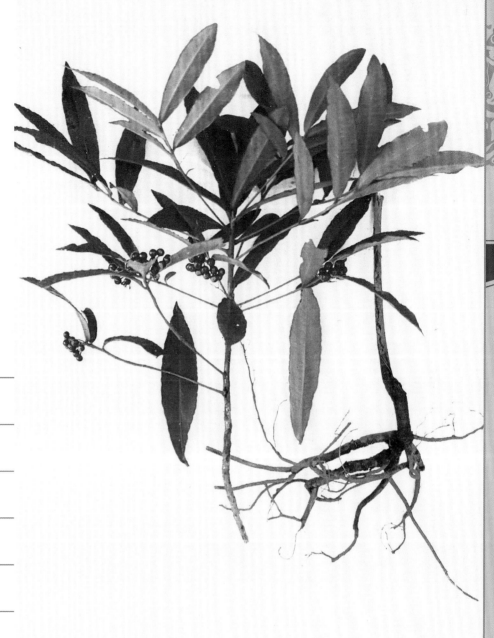

涩　拍

彝药名：涩　拍

意　译：脖子疼的药

汉药名：朱砂根

别　名：山豆根、珍珠伞

主　　治：咽喉炎，乙型肝炎。

用　　法：药用全株，研末兑水服。

用　　量：2~3克，每天早晚各服1次。

文献记载：苦、辛，平。行血祛风，解毒消肿。

文献来源：全国中草药汇编（上册1996年版）384页。

原　植　物：紫金牛科紫金牛属 *Ardisia crenata* Sims

识别特征：小灌木，高1~1.5米。茎直立，分枝多。叶互生或簇生，近革质，光滑无毛。伞形花序，白色花。核果球形，红色。

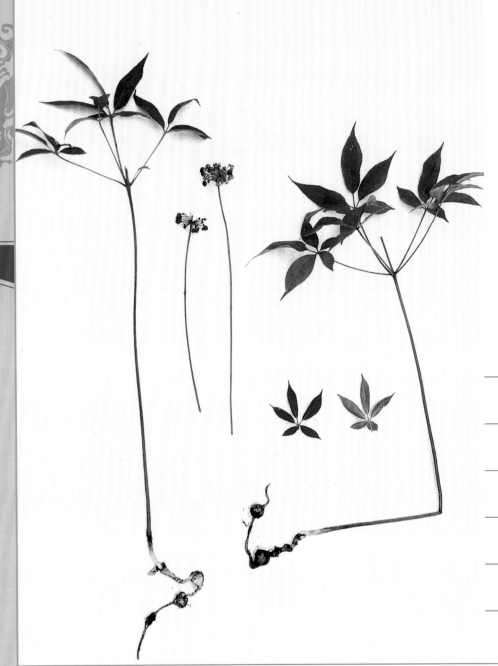

西而喜

彝药名：西而喜

意　译：又补又攒的药

汉药名：珠子参

别　名：野三七、疙瘩七

【彝医应用经验】

主　　治：气血虚弱，慢性炎症。
用　　法：根、果入药，炖鸡吃。
用　　量：20~30克。
文献记载：苦、甘，温。生用，活血祛瘀；熟用，补气血。
文献来源：丽江中草药 368页。
原 植 物：五加科人参属 *Panax pseudoginseng* Wall. var. *japonicus* (C. A. Mey.) Hoo et Tseng
识别特征：多年生草本。根茎肉质，呈不规则疙瘩状。指状复叶，小叶为卵圆形至披针形。
　　　　　伞形花序顶生。浆果球形，熟时红黑色。

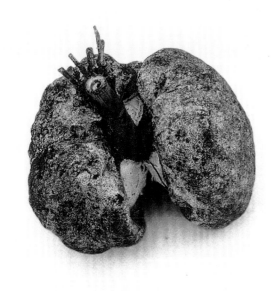
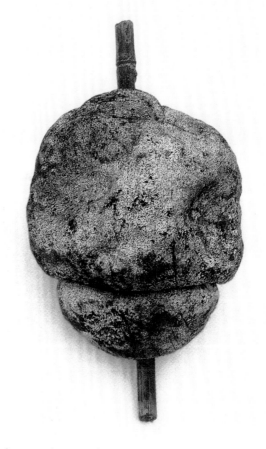

墨格拍

彝药名：墨格拍

意　译：喉头有热毒的药

汉药名：竹菌

别　名：竹子寄生

【彝医应用经验】

主　治：咽喉炎，扁桃腺炎，食道癌。

用　法：药用菌体，捣烂煨水服。

用　量：10~20克。

文献记载：苦、微辛，寒。消炎解毒。

文献来源：云南中草药选（续集）224页。

原 植 物：肉座菌科肉球菌属 *Engleromyces goetzi* Hern.

识别特征：真菌植物。菌体（子座）呈不规则圆球形，鲜时硬肉质，粉红色或浅肉色，后期变成乳白、灰白至灰褐色。子囊孢子单行排列，广椭圆形，成熟后呈深褐色。

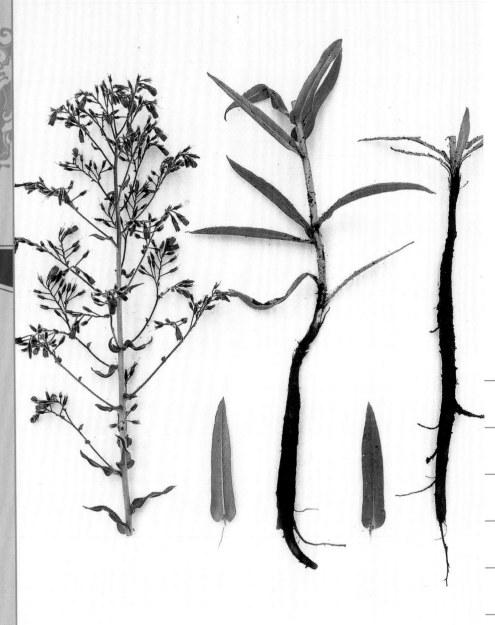

布直渣

彝药名：布直渣

意　译：乳腺炎的药

汉药名：紫　草

别　名：红紫草

【彝医应用经验】

主　　治：乳腺炎溃破不收口，大人、小儿高热不退。

用　　法：全草入药，根煨水内服，叶外包，乳腺炎溃破不收口用鲜叶捣烂外包患部，3天换药1次，高热不退鲜叶捣烂外包两手心。

用　　量：内服20~30克，小儿酌减，外包适量。

文献记载：甘，寒。清热凉血，透疹解毒，消炎止痛。

文献来源：云南中草药选 632页。

原 植 物：紫草科滇紫草属 *Onosma paniculatum* Bur. et Fr.

识别特征：多年生草本，高60~80厘米，全株有硬毛。根圆柱形直生，皮紫黑色。茎直立，不分枝。单叶互生。总状圆锥花序，筒状，红色。坚果。

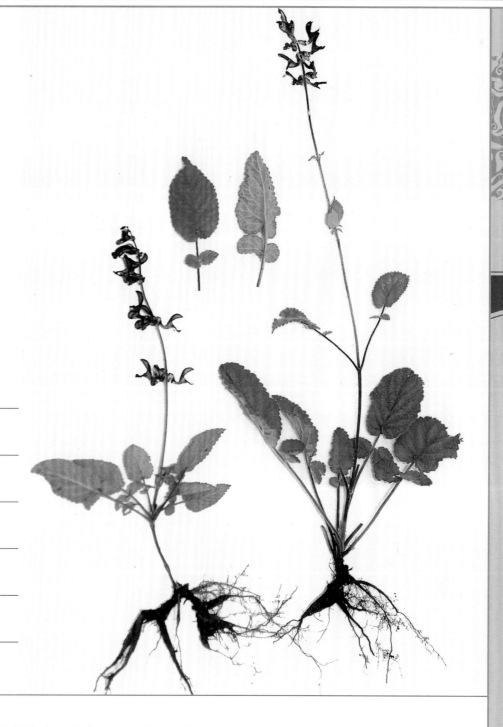

夺匹斋

彝药名：夺匹斋

意　译：伤风败毒药

汉药名：紫丹参

别　名：小活血

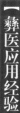
【彝医应用经验】

主　　治：外感热性传染病，疮疡肿毒，瘀血肿痛。

用　　法：全草入药，外感热性传染病用茎叶煨水服，疮疡肿毒、瘀血肿痛用根煨水服。

用　　量：茎叶50~100克，根20~30克。

文献记载：苦，凉。调经，活血，散瘀，镇静止痛。

文献来源：云南中草药选 566页。

原植物：唇形科鼠尾草属 *Salvia yunnanensis* C. H. Wright

识别特征：多年生宿根草本，高约40厘米。根肉质，数个簇生，小萝卜状，外皮红褐色，有纤细须根。茎四棱形。叶基生，单叶或羽状复叶，单叶叶片卵圆形至长圆状卵圆形。花紫蓝色，轮伞花序。小坚果卵圆形，褐色。

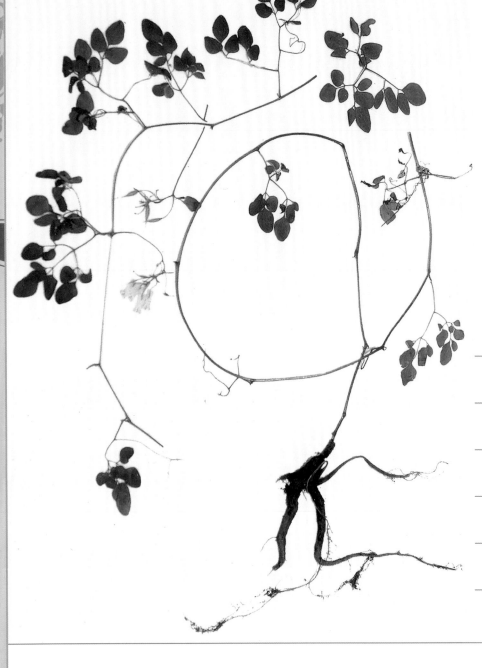

刮普拉齐（乌给女）

彝药名：刮普拉齐（乌给女）

意　译：治跌打的药

汉药名：紫金龙

别　名：豌豆七

【彝医应用经验】

主　　治：内、外伤疼痛，癌痛，神经痛。
用　　法：根入药，研末兑水服。
用　　量：0.5~1克，每天早晚各服1次。
文献记载：苦、麻，凉。消炎，镇痛，止血，降压。
文献来源：云南中草药选 572页。
原 植 物：罂粟科紫金龙属 *Dactylicapnos scandens* (D. Don) Hutch.
识别特征：多年生草质藤本，长约4米。根木质，圆柱形。茎枝柔弱，攀援向上。草质复
　　　　　叶，卷须状卵圆形。总状花序与叶对生，粉红色或带紫色。蒴果长圆形，熟时紫
　　　　　红色。

彝药名汉语拼音索引

药本草

上卷

拉丁学名索引

拉丁学名	彝药名	汉药名	
Belamcanda chinensis (L.) Redouté	椰舍土	射干	113
Bergenia purpurascens (IIook. f. ct Thoms.) Engl.	止粗七	岩白菜	162
Blumea balsamifera (L.) DC.	削黑齐	真金草	192
Boenninghausenia sessilicarpa Lévl.	涩花六	石椒草	119
Botrychium ternatum (Thunb.) Sw.	自诺	蕨叶一枝蒿	79
Buddleja lindleyana Fortune	阿丫泥亚	大翻白叶	24

= *C* =

Caesalpinia sappan L.	呢西傈诺	苏木	127
Calanthe discolor Lindl.	鸟期诺	九子不离母	76
Callicarpa arborea Hand.–Mazz.	搓该诺	小紫珠	151
Calotropis procera (Aiton) W. T. Aiton	痴布戈	羊茄子	169
Campannumoea javanica Bl.	哦泥哩	土党参	134
Campanumoea javanica Bl.	衣涩补止	野臭参	172
Campylotropis hirtella (Franch.) Schindl.	色哟	大红袍	26
Campylotropis trigonoclada (Franch.) Schindl.	风漏争（松漏争）	大发表	22
Cassia tora L.	哦咪花（咱都尖）	草决明	17
Centella asiatica (L.) Urban	棋败诺	马蹄草	86
Centipeda minima (L.) A. Br. et Aschers.	提衣得	鹅不食草	39
Chloranthus holostegius (Hand–Mazz.) Pei et Shan	泥匹挨	四块瓦	125
Cirsium chlorolepis Petrak ex Hand.–Mazz.	阿处绕补起	大蓟	28
Cirsium setosum (Willd.) Bess. ex M. Bieb.	痴布	小蓟	147
[*Cephalanoplos segetum* (Bunge) Kitam.]			
Clematis loureiroana DC.	鹿逼枝	滑叶木通	59
Clematis ranunculoides Franch.	落莫戈尔基	绣球木通	154
Clerodendrum cyrtophyllum Turcz.	朵毕娃	斑鸠菜	7
Clerodendrum serratum (L.) Moon var. *amplexifolium*	屋诺起	三台花	107
Moldenke			
Clerodendrum yunnanense Hu ex Hand.–Mazz.	莫何（吸吃基）	臭牡丹	20
Codonopsis convolvulacea Kurz.	补衣通	鸡蛋参	64
Coelogyne corymbosa Lindl.	布飞齐	果上叶	48
Conyza blinii Lévl.	突拍卡	金蒿枝	69
Craibiodendron yunnanense W. W. Smith	毒玉爬	金叶子	72

彝药本草　上卷

207

拉丁学名	彝药名	汉药名	
Evodia trichotoma (Lour.) Pierre	齿那齐	牛纠树	97
Evonymus fortunei (Turcz.) Hand.–Mazz.	扎 赔	绿皮杜仲	84

= F =

Fagopyrum dibotrys (D.Don) Hara	木朱麻各茶利	金荞麦	70

= G =

Gaultheria leucocarpa Bl.var. *crenulata* (Kurz) T. Z. Hsu	突涩突西（借麦凶）	透骨草	133
Gentiana algida Pall.	曹黑补诺	条叶龙胆	129
Gentiana crassicaulis Duthie ex Burk.	忽 诺	秦 艽	103
Gentiana filistyla Balf. f. et Forrest ex Marq.	得栽七	雪山龙胆	157
Geum japonicum Thunb. var. *chinense* F. Bolle	哦咪斋	五气朝阳草	138
Glochidion eriocarpum Champ. ex Benth.	诺盖诺	毛果算盘子	89
Gnaphalium affine D. Don.	机可起	大黄花	27
Goodyera brachystegia Hand.–Mazz.	舌 诺	双肾参	124
Gynura japonica (Thunb.) Juel.	格诺头	菊花三七	78

= H =

Hedyotis uncinella Hook. et Arn.	拍拖其	牙痈药	160
Helicteres elongata Wall.	涩诺那齐	野芝麻	178
Helwingia himalaica Hook. f. et Thoms. ex C. B. Clarke	格嘎拍	叶上花	179
Hemerocallis fulva (L.) L.	差莫斋（光阴史性）	萱 草	156
Hemiphragma heterophyllum Wall.	兵敢得	小鞭打	141
Hemipilia flabellata Bur. et Franch.	差莫土土	一块瓦	182
Hemsleya macrosperma C. Y. Wu ex C. Y. Wu et C. L. Chen	页并朴	罗锅底	85
Hibiscus mutabilis L.	黑布渣	木芙蓉	93
Hydrocotyle sibthorpioides Lam. [*H. rotundifolia* Roxb.]	西配凉（则娃白）	明镜草	92
Hygrophila salicifolia (Vahl) Nees	凯塞花	鸡肠子花	63
Hypericum elodeoides Choisy	阿可诺	遍地生	13
Hypericum patulum Thunb. ex Murray	咪嘎唯（衣枝溚基）	栽秧花	189

= I =

Inula cappa (Buch.–Ham.) DC.	牛痴娃	白牛胆	4

拉丁学名	彝药名	汉药名	

= O =

Oberonia myosurus (Forst.f.) Lindl.	罗莫戈嘟刀	石葱	117
Onosma paniculatum Bur. et Fr.	布直渣	紫草	198
Ophiocordyceps sobolifera (Hill ex Watson) G. H. Sang，J. M. Sung，Hywel-Jones et Spatafora	泥布拾	蝉花	18
Origanum vulgare L.	发突	小香薷	149
Osbeckia crinita Benth. ex C. B.Clarke	嘿布西锅	朝天罐	19
Oxalis acetosella L. ssp. *griffithii* (Edgew. et Hook. f.) Hara	拾泥丫	红雀草	57

= P =

Paeonia lactiflora Pall.	色七补足	野赤芍	171
Panax pseudoginseng Wall. var. *japonicus* (C. A. Mey.) Hoo et Tseng	西而喜	珠子参	196
Papaver nudicaule L.	栽栽	野罂粟	177
Pararuellia delavayana (Baill.) E. Hossain	哦罗诺	地皮消	35
Passiflora wilsonii Hemsl.	黑布拾	半截叶	11
Patrinia scabiosaefolia Fisch. ex Trev.	涩拍（含维隆）	败酱	6
Pedicularis henryi Maxim.	擦木诺	羊肚参	167
Periploca forrestii Schltr.	呼疙诺	黑骨头	51
Phtheirospermum tenuisectum Bur. et Franch.	涩不都	草柏枝	16
Physalis peruviana L.	嘟舍花	炮仗果	100
Phytolacca acinosa Roxb.	衣竹园	商陆	112
Pistacia weinmannifolia J. Poisson ex Franch.	黑波丝那	青香子母树	105
Platycodon grandiflorus (Jacq.) A. DC.	毕依丹	桔梗	68
Plumbago zeylanica L.	豁迪诺（郁蔬）	白花丹	3
Polygala arillata Buch.-Ham.ex D. Don	擦补保	鸡根	66
Polygonatum kingianum Coll. et Hemsl.	弱罗氏	黄精	60
Polygonatum odoratum (Mill.) Druce	痴补	小玉竹	150
Polygonum hydropiper L.	扎配诺	大叶蓼	31
Polygonum runcinatum Buch.-Ham. ex D. Don	戈录戈	九龙盘	74
Potentilla fulgens Wall. ex Hook.	哦白滋	翻白叶	40
Pratia nummularia (Lam.) A. Br. et Aschers.	括布栽	铜锤玉带草	132
Psammosilene tunicoides W. C. Wu et C. Y. Wu	提期飞齐	独定子	38

拉丁学名	彝药名	汉药名	
Psoralea corylifolia L.	哦尼喱	黑故子	52

= R =

拉丁学名	彝药名	汉药名	
Rabdosia yunnanensis (Hand.–Mazz.) Hara	拍抓诺	九头狮子草	75
Reineckia carnea (Andr.) Kunth	日白低	玉带草	188
Rhodiola yunnanensis (Franch.) S.H.Fu	涩补足	蚕豆七	14
Rhodobryum roseum (Hedw.) Limpr.	依布拉	回心草	62
Rhus chinensis Mill. var. *roxburghii* (DC.) Rehd.	涩 枝	盐肤木	164
Rodgersia sambucifolia Hemsl.	诺诺齐	红 姜	55
Rosmarinus officinalis L.	迷迭香	迷迭香	90
Rubia yunnanensis Diels	撕 补	小红参	146
Rumex nepalensis Spreng.	痴提及	羊蹄根	170

= S =

拉丁学名	彝药名	汉药名	
Salvia yunnanensis C.H.Wright	夺匹斋	紫丹参	199
Sambucus adnata Wall. ex DC.	诺拉配	血满草	158
Sanicula astrantiifolia Wolff ex Kretsch	丫呢齐	小黑药	145
Sarcandra glabra (Thunb.) Nakai	七耳勒拍	肿节风	194
Saurauia tristyla DC. var. *hekouensis* C. F. Liang et Y. S. Wang	姐黑诺	牛嗓管果	96
Schefflera venulosa (Wight et Arn.) Harms	圭 手（盃邹）	七叶莲	101
Senecio nudicaulis Buch.–Ham. ex D. Don	呀吸布	反背红	42
Silene asclepiadea France.	挤衣格诺	青骨藤	104
Siphonostegia chinensis Benth.	涩 青	金钟茵陈	73
Smilax mairei Lévl.	土 涩	红草薢	53
Solanum torvum Swartz	卡诺栽	黄天茄	61
Solanum verbascifolium L.	勒 豁	野烟叶树	176
Solena amplexicaulis (Lam.) Gandhi	国噻衣嘎	天花粉	128
Solidago decurrens Lour.	鱼鹿花	一枝黄花	184
Sophora velutina Lindl.	鸟拾波	贼骨头	190
Spatholobus suberectus Dunn	三叶士布	三叶鸡血藤	108
Spiranthes sinensis (Pers.) Ames	哦 咪	盘龙参	99
Stellaria dichotoma L.var. *lanceolata* Bge.	木起诺	银柴胡	187

拉丁学名	彝药名	汉药名	
Stellaria yunnanensis Franch.	差莫诺拉七	千针万线草	102
Stellera chamaejasme L.	依嘎栽	一把香	181
Stelmatocrypton khasianum (Benth.) H. Baill.	学土勒	生 藤	116
Stylophorum lasiocarpum (Oliv.) Fedde	陪 诺	血三七	159
Swertia angustifolia Buch.–Ham.var. *pulchella* (D. Don) Burk.	督 盖	金沙青叶胆	71

= *T* =

Tinospora sinensis (Lour.) Merr.	基脱齐	掉皮藤	37
Tofieldia divergens Bur. et Franch.	阿呐衣（若鼻麻热诺起）	小扁草	142
Triplostegia grandiflora Gagnep.	擦补丫	双 参	123
Tupistra chinensis Baker.	勒不翻（自直多）	心不甘	152
Tylophora yunnanensis Schltr.	史 台	老妈妈针线包	81
Typhonium divaricatum (L.) Decne.	嘿脚布	百步还阳	5

= *U* =

Uncaria lancifolia Hutchins.	鹰爪风	双钩藤	122
Urena lobata L.	土格诺	地桃花	36

= *V* =

Vaccinium fragile Franch.	施米诺	乌饭树	137
Valeriana jatamansi Jones[*V. wallichii* DC.]	罗木丫	马蹄香	87
Verbascum thapsus L.	日麻基（尾们）	一炷香	185
Viburnum cylindricum Buch.–Ham. ex D. Don	拍来自	翻脸叶	41
Viburnum cylindricum Buch.–Ham. ex D. Don	招到可起	满山香	88

= *W* =

Wahlenbergia marginata (Thunb.) A. DC.	基木西丫	蓝花参	80